THYMUS ACTIVATIE GENEZING
胸腺活性化ヒーリング

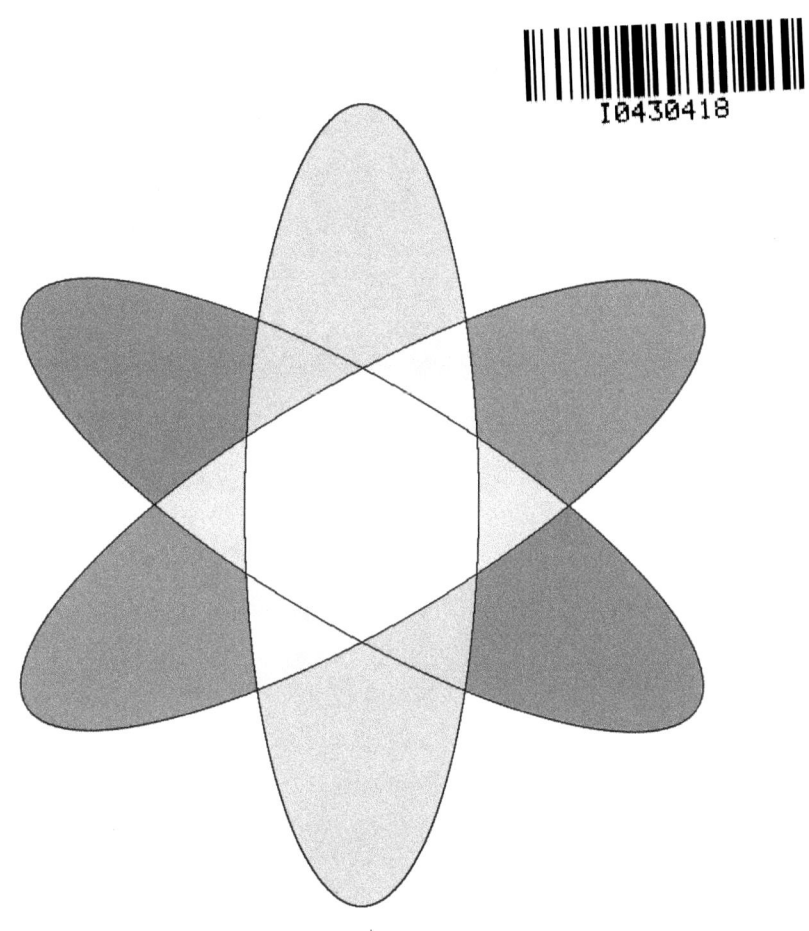

MR. TAKASHI 2BAKI
つばきたかし

Thymus activatie genezing
胸腺（きょうせん）活性化ヒーリング

Mr. Takashi 2baki
つばきたかし

はじめに
INVOERING

　Thymus activation healing 胸腺活性化ヒーリングの方法は書籍のおわりにて日本語とGoogle翻訳オランダ語でご紹介してあります。
　De thymus-activatie-genezingsmethode wordt aan het einde van het boek geïntroduceerd in het Japans en Nederlands met behulp van de vertaalfunctie van Google.

　いち早くヒーリングを試してみたい方は、お手数ですが、おわり前のページをお辿（たど）りください。
　Als je zo snel mogelijk wilt genezen, ga dan naar de laatste pagina.

それでは、はじめにヒーリングの要（かなめ）となる愛についてご紹介していきます。
　Allereerst wil ik je kennis laten maken met liefde, de hoeksteen van genezing.

　続いて、ヒーリングを続けていった結果、何が起きたのかをご紹介します。
　Vervolgens zal ik introduceren wat er gebeurde als gevolg van het voortzetten van de genezing.

　続いて、伝授されたヒーリングと共に独自に編み出したヒーリングなどをご紹介します。
　Vervolgens zal ik de healing introduceren die ik heb geleerd en de healing die ik onafhankelijk heb bedacht.

　続いて、仮説を立てて、医学的な面からみた、胸腺の情報をご紹介します。
　Vervolgens zal ik een hypothese opstellen en informatie over de thymus introduceren vanuit medisch oogpunt.

　おわりに胸腺活性化ヒーリングのやり方をご紹介します。
　Tot slot zal ik introduceren hoe u thymusactiveringsgenezing kunt uitvoeren.

　是非（ぜひ）、抗わずにお進みいただけたらと思います。
　Ik hoop in ieder geval dat u zonder weerstand verder zult gaan.

それでは、本書をお楽しみください。
Ik hoop dat je geniet van dit boek.

目次
INHOUDSOPGAVE

はじめに Invoering	3
目次 inhoudsopgave	6
愛 Liefde	7
仙人の話 kluizenaar verhaal	18
上昇気流 ascensie	29
かごめ Kagome	36
覚醒体験 ontwaken ervaring	48
救済策 hulpplan	58
まえがき Voorwoord	103
本編 hoofdverhaal	105
引用・参考文献一覧 Literatuurlijst	130
おまけ geschenk	134
仮説 hypothese	144
胸腺 thymus	155
おわりに voor het einde	219

愛 LIEFDE

これは、愛を試したバージョンとなります。
Dit is de beproefde versie van liefde.

愛と聞いて何を思い浮かべますでしょうか、恋愛の愛、友情の愛、親切な行動などに感じる愛などです。そういった愛が想像できるかと思います。
   Waar denk je aan als je het woord liefde hoort?De liefde voor romantiek, de liefde voor vriendschap, de liefde die je voelt bij vriendelijke daden, enzovoort. Ik kan me dat soort liefde voorstellen.

   この中に、もう一つ、真実（しんじつ）の愛を伝えるとすると、自己愛が含まれるのかと思います。
   Als ik hierin nog een ware liefde zou moeten overbrengen, denk ik dat zelfliefde er ook bij hoort.

   自己愛、
Zelfliefde,

   自己を愛する愛です。
Het is liefde voor jezelf.

   自己を愛することができれば精神的な自立が生まれます。
Eigenliefde creëert spirituele onafhankelijkheid.

それは、どういったことかと言いますと、自分を愛するというのは、自分の体に滋養（じよう）を与えることになるんですね。そして、それと同時に、自分の体にとって愛という栄養（えいよう）を受け取ることにもなります。

Met andere woorden, van jezelf houden is je lichaam voeden. En tegelijkertijd ontvang je de voeding van liefde voor je lichaam.

この体にとって、これほど頼もしいことはないわけです。

Er is niets betrouwbaarder dan dit voor mijn lichaam.

愛を与え、愛を受け取る、そういった循環（じゅんかん）が一個人の中で芽生えてきて、愛のエネルギーのループが生まれてくると、この体は喜びに満ちた状態となって、心から嬉しく思うようになっていきます。

Liefde geven en liefde ontvangen, zo'n cyclus ontspruit in een individu, en wanneer een lus van liefdesenergie wordt geboren, zal dit lichaam in een staat van vreugde zijn en zul je vanuit de grond van je hart gelukkig zijn.

これを、日常的に続けていくと、精神的な自立への道しるべとなっていって、あなた様を上昇へと導いていくことになるでしょう。

Als je dit dagelijks blijft doen, wordt het een wegwijzer voor je spirituele onafhankelijkheid en zal het je naar een opwaartse stijging leiden.

この上昇のことをアセンションと呼びます。

Dit wordt ascensie genoemd.

または、上昇気流と呼びます。
Of we noemen het een updraft.

そして、真の自己愛を体験します。
En ervaar ware zelfliefde.

　真の自己愛に目覚めてまいりますと、他者に依存せずに生きていくことができるようになっていきます。他者からの愛を受け取らなくとも自己愛で単純に生きていける。
　Wanneer je wakker wordt met ware eigenliefde, zul je in staat zijn te leven zonder afhankelijk te zijn van anderen. Je kunt eenvoudig met eigenliefde leven zonder liefde van anderen te ontvangen.

　と、まぁ、そういうことになるわけです。
　Dat is wat er gebeurt.

　もちろん、他者からの愛も、たくさん受けて、更なる愛を享受（きょうじゅ）できるようにもなっていますから、一石二鳥といったことにもなるわけです。
　Natuurlijk krijgen we veel liefde van anderen en kunnen we nog meer liefde genieten, dus het is alsof je twee vliegen in één klap slaat.

　ですから、これを得（え）ない手はない。そう思います。ぜひ、あなた様の目でお確かめください。

Er is dus geen reden om deze niet te verkrijgen. Ik denk het wel. Controleer het in ieder geval met eigen ogen.

愛の定義について
Over de definitie van liefde

　一言に愛と言っても、様々な認識があるかと思います。
　Zelfs als je liefde in één woord zegt, zijn er verschillende manieren om het vast te leggen.

　恋愛の愛や、友情の愛、真心のこもった親切な行動などに感じる愛などです。
　Liefde in romantische relaties, liefde in vriendschap, liefde in oprechte en vriendelijke daden.

　これらのことから推測できることは、愛は社会的に証明された人間生活を豊かにするための潤滑油［じゅんかつゆ］（潤滑剤やグリスやグリース）のような働きを持っています。
　Wat we uit deze dingen kunnen afleiden is dat liefde werkt als een maatschappelijk bewezen smeerolie (smeermiddel of vet) die het menselijk leven verrijkt.

ここでは、この働きを、エネルギー的に見る、物の見方をご提供したいと思います。それは、ハート、胸の中心、人間のセンターコア（心臓）に居る存在、自己に内在し得る存在を新しく定義させて進めさせていただきたいと思います。

Hier wil ik een energetisch perspectief bieden op hoe deze liefde werkt. Ik zou graag verder willen gaan met een nieuwe definitie van het bestaan dat bestaat in het hart, het centrum van de borst, de kern van het menselijk centrum (hart) en het bestaan dat inherent kan zijn aan het zelf.

　本文章の目的は、そのハートに在る、あなた自身の存在、自己に内在する存在のエネルギーの使い方を体験していただいて、愛のエネルギーの循環（じゅんかん）を体験していただきたいと思います。そして、愛のエネルギーの覚醒者になってもらえたら嬉しいです。

Het doel van dit artikel is dat je het gebruik van de energie van je eigen wezen ervaart, het wezen dat in je hart woont, en de circulatie van de energie van liefde ervaart. En ik zou blij zijn als je een ontwaker zou kunnen worden van de energie van liefde.

　また、愛のエネルギーを自在にあつかえるようになってまいりますと、第一に不安を軽減することが出来る様になっていきます。もちろん、不安を完全に無くすことはできませんが、愛のエネルギーが快活されてまいりますから、下手な精神科にかかるよりも健康的ですし、不安症状からも少し、改善されて、安全で守られた健やかな効果が期待できることでしょう。

En als je vrijuit kunt omgaan met de energie van liefde, zul je eerst in staat zijn om angst te verminderen. Natuurlijk kun je angst niet helemaal kwijtraken, maar de energie van liefde wordt nieuw leven ingeblazen, dus het is gezonder dan naar een slechte psychiater te gaan. Een gezond effect kan worden verwacht.

　また、愛のエネルギーが全身を循環していくようになってまいりますと、肌の若返りや、美容効果も期待できます。
　Ook wanneer de energie van liefde door het lichaam circuleert, kunnen huidverjonging en schoonheidseffecten worden verwacht.

　優しく温かい循環エネルギーに守られてまいりますから、世の中がどう混乱してこようとも、安全です。と宣言することができるようになってくると思います。
　We zullen worden beschermd door zachte en warme circulerende energie, dus ik denk dat we zullen kunnen verklaren dat we veilig zijn, hoe chaotisch de wereld ook is.

また、愛のエネルギーを用（もち）いることが出来るようになってまいりますと、この世の中に存在する全ての物に対して、その物に内在するエネルギー的存在がいることを知るようになっていきます。
　Ook, wanneer je in staat bent om de energie van liefde te gebruiken, zul je te weten komen dat er een energie-bestaan is dat inherent is aan alle dingen die in deze wereld bestaan.

　そうなってくると、全ての物に対して、自分と同じように内在する存在が居ることを知っていますから、自然と物を、大切に扱（あつか）っていくことができるようになっていくことでしょう。
　Als dat gebeurt, zul je in staat zijn om op een natuurlijke en zorgvuldige manier met de dingen om te gaan, omdat je weet dat er een innerlijk wezen is dat in alles bestaat, net als jijzelf.

　そして、物をただの物として、捉（とら）えるようなことがなくなっていきますから、その物に内在する存在を愛していくことができるようになっていることでしょう。そうすると、粗末（そまつ）に物を捨てたりとか、大切に扱わないような態度は無くなってくるのではないかと思います。
　En aangezien je de dingen niet langer als louter dingen zult zien, zul je van het bestaan kunnen houden dat inherent is aan die dingen. Dan denk ik dat attitudes zoals dingen slecht weggooien of er niet zorgvuldig mee omgaan, zullen verdwijnen.

また、物に内在する存在が居ることを知ってまいりますと、妄（みだ）りに人の物を欲しくなったり、盗んだり、はたまた略奪（りゃくだつ）したりといったことも少なくなってくるのではないかと思います。

En als je erachter komt dat er een innerlijk bestaan is dat inherent is aan dingen, denk ik dat je minder snel de spullen van anderen zult willen, stelen of plunderen.

　それは、その物に内在する存在が居ることを知っていますから、その存在が、その主人（持ち主）を愛していることに自然と気が付いてまいりますから、その物に内在する存在の想いが自然と伝わってきて妄（みだ）りに人の物を欲しがったり、盗んだり、はたまた略奪（りゃくだつ）したりはしなくなってくるのではないでしょうか。

Omdat we weten dat er een innerlijk wezen in dat object woont, zullen we natuurlijk beseffen dat dat bestaan zijn meester (eigenaar) liefheeft. Daarom zullen de gevoelens van het innerlijke wezen die inherent zijn aan het object op natuurlijke wijze doorkomen, en de persoon zal stoppen met het begeren, stelen of plunderen van andermans spullen.

　これは、物に対してだけの思想ではなくて、人に対しても適用できる思想となってくると思います。それは、好きな人ができたとして、その人には別の好きな人がいて、手が出せない状況に似ているのではないかと思います。叶わぬ恋だと知ったとしても、妄（みだ）りに人の恋人を欲しがったり奪（うば）ったりはしなくなってくるのではないでしょうか。

Ik denk dat dit niet alleen een gedachte over dingen is, maar een manier van denken die ook op mensen kan worden toegepast. Stel je hebt iemand van wie je houdt. Ik vermoed dat het vergelijkbaar is met een situatie waarin die geliefde een andere geliefde heeft en deze niet in handen kan krijgen. Zelfs als je weet dat liefde onbeantwoord is, zul je waarschijnlijk stoppen met het willen of stelen van de persoon van wie je houdt.

　また、愛を用（もち）いて物事を考えれるようになってまいりますと、心を用いて物事をとらえれるようになっていきますから、その好きな人と一緒に居る、憎（にく）き相手に対しても自分と同じように愛を用いれる尊（とうと）い存在である素質を持った人だと言うことを知っていますから、妬（ねた）んだり嫉（そね）むようなことも少なくなってくるのではないでしょうか、極端（きょくたん）な話をするならば憎いからといって人を殺してしまうような無惨（むざん）な姿は無くなってくるのではないでしょうか。

Als je met liefde leert denken, leer je dingen met je hart waar te nemen. Daarom weet ik dat hij een persoon is die de kwaliteiten heeft om een kostbaar wezen te zijn die liefde kan gebruiken voor de gehate persoon die met de persoon is van wie hij houdt op dezelfde manier als hijzelf. Daarom denk ik dat jaloezie zal afnemen, en in extreme gevallen zal de wrede schijn van het doden van mensen alleen omdat ze hen haten, verdwijnen.

　そこに愛の真骨頂（しんこっちょう）があるのではないかと思います。

Ik denk dat er de ware waarde van liefde is.

　また、愛のエネルギーを用（もち）いれるようになってまいりますと準備が整った段階で上昇気流（アセンション）が起こります。
　Wanneer je klaar bent om de energie van liefde te gebruiken, zal er een opwaartse stroom (ascensie) plaatsvinden.

　次章より、その体験の一部をご紹介して、愛と友情のエネルギーの使い方をお伝えしてまいりたいと思います。
　In het volgende hoofdstuk wil ik enkele ervaringen introduceren en je vertellen hoe je de energie van liefde en vriendschap kunt gebruiken.

仙人の話 KLUIZENAAR VERHAAL

　昔の仙人と呼ばれる人達が、こぞって不老不死を唱えていた理由が、もしかしたら、このことなんじゃないかって思うようなことが見えてきました。
　Ik ben gaan inzien dat dit de reden kan zijn waarom mensen die vroeger kluizenaars (wijzen) werden genoemd, in onsterfelijkheid geloofden.

　この章では、このことについて書いていきます。
　Daarover schrijf ik in dit hoofdstuk.

　不老不死の意味はいつまでも年をとらず死なないことと言われています。
　Er wordt gezegd dat de betekenis van onsterfelijkheid is om nooit oud te worden en nooit te sterven.

　しかし、昔の仙人たちは死んでいっています。彼らが言いたかったことは、いつまでも年を取らずに若々しく見える生き方を実現されて、それを、言葉にして表現されていたんじゃないかって思い始めているわけです。
　Maar de oude kluizenaars zijn dood. Ik begin te denken dat ze wilden zeggen dat ze een manier van leven konden realiseren die er jeugdig uitzag zonder oud te worden, en dat ze dat in woorden uitdrukten.

人間である以上、死はあるんだけど、人間に与えられている潜在的能力を使って、いつまでも若々しくいられる方法を仙人達はあみだしていたのではないかと考察しているわけです。

　Zolang we mensen zijn, zullen we zeker sterven, maar ik denk dat de kluizenaars een manier hebben bedacht om voor altijd jong te blijven door gebruik te maken van de latente vermogens waarmee mensen zijn begiftigd.

　結果的に、あの人、いつまでも死なないよねって言われる仙人と呼ばれる存在になっていったのではないかと推測を立てています。

　Als gevolg daarvan speculeer ik dat hij een wezen werd dat een kluizenaar wordt genoemd en waarvan wordt gezegd dat hij nooit sterft.

　ですから、一般常識や、現代の科学のレベルでは到底理解できない何かを彼らは発見して、それを体得していた。と、そう思うわけです。が、しかし、文献に出てくる仙人の話は目にするものの、本物の仙人に僕は会ったことがないので、おとぎ話くらいにしか思っていませんでした。

　Dus ontdekten ze iets dat niet kon worden begrepen op het niveau van gezond verstand of moderne wetenschap, en beheersten het. Dat is wat ik denk. Hoewel ik verhalen over kluizenaars in de literatuur heb gezien, heb ik nog nooit een echte kluizenaar ontmoet, dus ik beschouwde ze als niet meer dan sprookjes.

しかし、天然石業界で有名なロバート・シモンズさんからクリスタルヒーリングを学び、好きこそ物の上手なれの言葉の通りに、毎日クリスタルヒーリングを続けていった結果、僕はアセンション体験をしました。日本語に訳（やく）すと上昇気流を体に感じるレベルで体感したと言うことです。

　Ik leerde echter kristalgenezing van de heer Robert Simmons, die beroemd is in de natuursteenindustrie. Het resultaat van elke dag voortdurende kristalgenezing. Ik had een ascensie-ervaring. Om het in woorden te zeggen, het is om te zeggen dat ik de stijgende luchtstroom ervoer op een niveau dat ik in mijn lichaam kon voelen.

　これにより、「目に見えない系」の世界のお話が現実味を帯びてきました。本当に人間の体には秘密がいっぱい備わっていて、科学では解明されていない未知の領域が、どうやら本当にあるようだ。と思ったわけです。

　Als gevolg hiervan is het verhaal van de wereld van het "onzichtbare systeem" realistischer geworden. Het menselijk lichaam heeft echt veel geheimen, en het lijkt erop dat er echt een onbekend gebied is dat niet door de wetenschap is opgehelderd.

僕も、昔は、現実主義者と言いますか、目に見えない系のお話は、敬遠するほど、見向きもしなかったタイプの人間でした。しかし、本当にアセンション体験をすると、無視なんてできないどころか自分から発信したくなる現状にあります。

　Vroeger was ik ook een realist, het type persoon dat niet veel aandacht schonk aan verhalen over onzichtbare systemen. Wanneer ik echter zelf ascentie ervaar, kan ik er niet omheen en heb ik het gevoel dat ik het aan de wereld wil aankondigen.

　これ、マジもんやん。ヤバァってことです。
　Dit is een waargebeurd verhaal. Het is waar en het is verbazingwekkend.

　僕の話をしますと、アセンション体験を味わうと、毎日、欠かさずアセンションをするようになっていきました。ヒーリングの仕方も、クリスタルを外したヒーリングを独自に編み出していって、愛と友情のエネルギーの使い方という方法に落とし込んで、今でもブラッシュアップしています。
　Wat mij betreft, toen ik eenmaal de ascensie-ervaring had geproefd, begon ik elke dag zonder mankeren te ascenderen. Wat betreft de methode van genezing, ik heb een unieke methode van genezing bedacht zonder kristallen, en ik ben deze nog steeds aan het oppoetsen door deze toe te passen op de methode van het gebruik van de energie van liefde en vriendschap.

そんな中、２０２２年の５月中旬頃〜６月初旬頃にアセンション体験のクライマックスと言いますか、目覚めの体験と言いますか、恐怖体験こみの覚醒体験を経験しました。これは、非常に伝えづらい内容になるのですが、喜びと表裏一体である正反対の現象が現れ出でました。これには本当に注意が必要です。

　Midden mei tot begin juni 2022 beleefde ik het hoogtepunt van de ascentie-ervaring, de ontwakingservaring en de ontwakingservaring met angst. Dit is een zeer moeilijke inhoud om over te brengen, maar het diametraal tegenovergestelde fenomeen dat onlosmakelijk verbonden is met vreugde is ontstaan. Wees hier voorzichtig mee.

　その経験の中で僕はハートの中心より少し上側にある、言葉では伝えづらい場所にある存在の活性化を経験しました。

　In die ervaring ervoer ik de activering van een bestaan op een plaats die moeilijk in woorden te beschrijven is, die zich iets boven het centrum van de borstkas, het centrum van het hart bevindt.

　このことから、これはなんだと、興味を持つようになっていって、図書館にある医学の本を片っ端から調べていったところ、どうやら、医学の世界では胸腺（きょうせん）と呼ばれている存在であることがわかってきました。

　Hierdoor raakte ik geïnteresseerd in wat dit was, en toen ik alle medische boeken in de bibliotheek opzocht, leek het erop dat het de thymus is die in de medische wereld wordt genoemd.

　この経験から、胸腺（きょうせん）には、人間の免疫機能を司るT細胞を成熟させる器官であることがわかってきました。ガンやコロナなどの病気も胸腺さえ活性化できてしまえば、有利になる。そう言うことが言えるようになります。
　Uit deze ervaring is duidelijk geworden dat de thymus een orgaan is dat T-cellen laat rijpen die de menselijke immuunfuncties controleren. Ziekten zoals kanker en corona zullen voordelig zijn als zelfs de thymus geactiveerd kan worden. Dat zult u kunnen zeggen.

　このことから、胸腺の活性化が起これば免疫機能がアップして行くわけです。そして、どうやら、覚醒体験まで進むことができれば、胸腺の存在を肌感覚で認知できるようになり、日々、愛と友情のエネルギーの使い方を実践して胸腺を活性化していくことができるようになる。と、まぁ、そう言うことが言えるようになってきています。
　Hieruit, als de activering van de thymus optreedt, zal de immuunfunctie omhoog gaan. En als je door kunt gaan naar de ervaring van ontwaken, zul je het bestaan van de thymus kunnen herkennen met huidsensatie. Je zult in staat zijn de thymus te activeren door elke dag het gebruik van de energie van liefde en vriendschap te oefenen.

一応、補足しておきますと、胸腺（きょうせん）の感覚を認知できる。と、表現しましたが、これは、特別な意味を含（ふく）みます。

　Voor het geval dat, ik zal een aanvulling maken. In staat om het gevoel van de thymus waar te nemen. , maar dit heeft een speciale betekenis.

　実際の覚醒体感の流れの中では、体が敏感（びんかん）になり過ぎて、性別をも超越したような感覚を味わい、その結果、様々な臓器が活性化されていく流れの中で、胸腺（きょうせん）の蝶（ちょう）の姿とも思えるような感覚を感知しました。

　Tijdens het eigenlijke proces van ontwaken werd mijn lichaam te gevoelig en had ik het gevoel dat ik het geslacht overstak. Als gevolg daarvan voelde ik in de stroom van het proces van het activeren van verschillende organen een gevoel dat leek op een "vlinder" in de thymus.

　僕の場合、蝶番（ちょうつがい）とも表現できるような気もしていますし、翼（つばさ）にも例えられるような気もしています。鳥のように感知される方もおられるかと思います。おそらく、人によって捉え方や感じ方が変わってくるのではないかと想像しているわけです。

　In mijn geval heb ik het gevoel dat het kan worden omschreven als een "scharnier", en ik heb ook het gevoel dat het kan worden vergeleken met een vleugel. Ik denk dat sommige mensen het als een vogel zien. Misschien stel ik me voor dat de manier waarop mensen waarnemen en voelen zal veranderen afhankelijk van de persoon.

　よって、ここに表現された以外の様々な表現方法がこれから世の中に現れ出てくると思います。僕は、そういった特別な感覚を味わいました。
　Daarom denk ik dat er in de toekomst verschillende manieren van expressie zullen verschijnen, anders dan die hier worden uitgedrukt. Ik had zo'n speciaal gevoel.

　もちろん、このことを実証する必要があると思います。が、しかし、僕は医者でもなければ、医療関係者でもない。ですから、証明の仕方がわからないわけです。また、僕だけに起こった覚醒体験なのか、誰にでも起こりうる体験なのかも検証が必要になるでしょう。僕の経験で言わせていただくと、覚醒体験まで実質３年かかりますから。
　Natuurlijk denk ik dat we dit moeten aantonen. Ik ben echter geen arts of deskundige. Dus ik heb geen idee hoe ik dat moet bewijzen. Ook zal het nodig zijn om te verifiëren of het een ontwakingservaring is die alleen mij is overkomen of een ervaring die iedereen kan overkomen. In mijn ervaring duurde het eigenlijk drie jaar om ontwaken te ervaren.

　これを、検証したり臨床試験のような形で証明しようとしようものなら、その技術体系が確立するまで、いったい何年かかることでしょう。僕が生きている間に立証できるかどうかも、現時点では未知数です。

Als we dit proberen te bewijzen in de vorm van verificatie of klinische proeven, hoeveel jaar duurt het dan voordat het technologiesysteem is gevestigd? Of ik het in mijn leven kan bewijzen, is op dit moment ook niet bekend.

ですから、今この記事を読んでいる、あなたはラッキーです。

Dus als je dit artikel nu leest, heb je geluk.

もし、この記事を読んで、アセンション体験や覚醒体験をしてみたい方がいらっしゃいましたら、本書の続きを熟読ください。愛と友情のエネルギーの使い方をご紹介させていただきます。

Als je dit artikel leest en een ascentie-ervaring of een ontwakingservaring wilt hebben, lees dan de rest van dit boek aandachtig door. Ik wil je graag laten zien hoe je de energie van liefde en vriendschap kunt gebruiken.

話を元に戻しますと、昔の仙人と呼ばれる人達は、この覚醒体験を経て、胸腺の活性化を体得して、その体験を活かして生きていたのではないかと、想像しているわけです。仮説の域を出ませんが、昔の医療のレベルだった頃（５００年くらい前）に、この体験をして、活用していたら、まるで仙人のようになれていたのかなぁと僕は空想をしています。

　Laten we teruggaan naar het verhaal. Ik stel me voor dat de oude kluizenaars (wijzen) deze ontwakingservaring hebben ervaren, de activering van de thymus onder de knie hebben en leefden door het beste uit deze ervaring te halen. Het is maar een hypothese, maar als je deze ervaring had en die gebruikte toen de medische zorg op het niveau van vroeger was (ongeveer 500 jaar geleden), zou je als een kluizenaar (wijze) kunnen zijn geworden.Ik fantaseer.

　現代は、医療のレベルが上がりすぎていて、死ねない時代とさえ言われる時代に変化してきていますから、今更、仙人にならなくとも医学の力で解決できる時代になっています。

　In de moderne tijd is het niveau van de medische zorg te veel gestegen, en het verandert in een tijdperk waarvan zelfs wordt gezegd dat het 'een tijdperk is waarin we niet kunnen sterven'. Daarom bevinden we ons nu in een tijdperk waarin we problemen kunnen oplossen met de kracht van medicijnen zonder een kluizenaar te worden.

が、しかし、人間の自然治癒力で長生きできるんだったら、自然治癒力のチカラを用いた方が気分的にいいよね。と言い逃げして、本編の真髄をご紹介差し上げたいと存じます。

　Als je echter lang kunt leven met de natuurlijke genezende kracht van de mens, voelt het beter om de kracht van natuurlijke genezende kracht te gebruiken.

　Door te zeggen, zou ik de essentie van het hoofdverhaal willen introduceren.

　それでは、ここからは、覚醒体験当時のお話も交えながら上昇気流（アセンション）の体験談や、対応策や救済策など処世術をご紹介していきます。

　Nu, vanaf hier, zal ik de ervaring van de stijgende stroom (ascentie), tegenmaatregelen en remedies introduceren, samen met het verhaal van de ontwakingservaring.

上昇気流 ASCENSIE

　上昇気流（アセンション）体験は人によって、見え方や感じ方が変わってくる可能性がございます。これからご紹介する内容は一つの例としてとらえていただけたら幸いです。これからお伝えすることが必ず起こると言うわけではないことを、あらかじめご了承いただければと思います。

　De updraft-ervaring (ascensie) kan er per persoon anders uitzien en anders aanvoelen. Ik zou het op prijs stellen als u de inhoud die ik vanaf nu zal introduceren als voorbeeld kunt nemen. Begrijp alsjeblieft van tevoren dat wat ik je ga vertellen niet noodzakelijkerwijs zal gebeuren.

　僕の体験談として、お伝えしてまいります。
　Ik zal het je vertellen als mijn ervaringsverhaal.

　2019年7月中旬に、僕は、とあるセミナーに参加しました。そこで、クリスタルヒーリングと出会い。毎日のようにクリスタルヒーリングを続けていきました。
　Medio juli 2019 heb ik een bepaald seminar bijgewoond. Daar ontmoette ik Crystal Healing. Ik bleef dagelijks kristalhealing beoefenen.

３ヶ月が経った頃、初めてのアセンションが始まる前に起きたことが印象的だったのご紹介しておきます。クリスタルヒーリングをしている時に、イメージの中で、基底部と言いますか、股（また）の間の中心から大きな蓮（ハス）の花が咲き、花弁（はなびら）が開いていくイメージが見えました。

　Ongeveer drie maanden later, voordat de eerste Ascenties begonnen, zou ik met jullie willen delen wat me opviel als iets dat gebeurde. Toen ik kristalgenezing deed, zag ik een afbeelding van een grote lotusbloem die bloeide tussen de basis van het lichaam en het kruis, en de bloembladen die opengingen.

　また、初めての上昇気流（アセンション）が始まった頃、まどろみの中で、ハートの中心に光り輝くお光を感得しました。それは、夢見心地の中で、ハートの中心をのぞき込んで見るようなイメージでした。

　Ook, toen de eerste opstijgende luchtstroom (ascensie) begon, in het midden van de slaap, het midden van de borstkas. Ik voelde het stralende licht in het centrum van mijn hart. Het was alsof je in een dromerige toestand in het centrum van je hart keek.

　この頃、自己に内在する存在をハッキリと認識し、実在している感覚を肌で感じ、人体の不思議に直面していった時期だったと認識しています。

　Rond deze tijd was ik in staat om het innerlijke bestaan dat inherent was aan mezelf duidelijk te herkennen, de realiteitszin te voelen en de mysteries van het menselijk lichaam onder ogen te zien.

初めてハートに昇ってくる上昇気流（アセンション）を、体感した時は、さすがにおどろきました。
Toen ik voor het eerst de opstijgende luchtstromen (ascensie) ervoer die in het midden van mijn borstkas, mijn hart, opstegen, was ik echt verbaasd.

「なんじゃこりゃぁっ」と言った感じです。
Het is alsof je zegt: "Wat is dit in vredesnaam?"

あの体験以降、ちまたで言われている、目に見えない系のお話や、アセンションや、波動上昇、次元上昇などのお話が、頭のおかしい特定の人達のお話ではなくて、誰にでも起こりうる事象であることを知りました。
Sinds die ervaring kunnen verhalen over onzichtbare systemen, ascentie, vibratiestijging en dimensionale ascentie waarover in de straten is gesproken, iedereen overkomen, niet specifieke gekke mensen.Ik kwam erachter dat het een gebeurtenis was.

また、上昇気流（アセンション）がハートの上のノドあたりに差し掛かった時の頃。
Ook toen de stijgende luchtstroom (ascensie) de keel boven het hart naderde.

アーーーーーーーーーーーーーーーーンと鳴り響（ひび）く、低い重低音、どっしりとした中域音、かすかに響（ひび）く高音、大勢の声が唱和しているかのようなサラウンドで聞こえてきて、ビックリしたことを今でも覚えています。

"Ahhn". Ik herinner me nog hoe verbaasd ik was toen ik de lage, diepe bas, stevige middentonen, zwakke hoge tonen en surroundgeluid hoorde alsof veel stemmen tegelijk zongen.

このあたりまでで、だいたいクリスタルヒーリングを始めて3ヶ月〜6ヶ月くらいの間に起こったことだったと記憶しています。

Ik herinner me dat tot nu toe het ongeveer 3 tot 6 maanden gebeurde nadat ik begon met kristalgenezing.

また、クリスタルヒーリングを始めて半年過ぎたあたりの頃に、クリスタルを用いなくとも愛のエネルギーを用いれるようになっています。と自己に内在する存在からのお告げがあり、それ以来、クリスタルを外した、愛と友情のエネルギーの使い方を実践していきました。

Ongeveer een half jaar nadat ik met kristalgenezing was begonnen, was ik in staat om de energie van liefde te gebruiken zonder kristallen te gebruiken. Sindsdien heb ik geoefend met het gebruik van de energie van liefde en vriendschap zonder kristallen.

期間で言うと、クリスタルヒーリングを半年間、愛と友情のエネルギーの使い方を2年と4ヶ月くらい実践したことになります。合計して2年と10ヶ月です。

Qua periode heb ik een half jaar kristalhealing beoefend en ongeveer twee jaar en vier maanden geoefend hoe de energie van liefde en vriendschap te gebruiken. Totaal 2 jaar en 10 maanden.

　上昇気流（アセンション）を続けて行く過程で、いつの頃からか、ノドより上の頭蓋（ずがい）の中まで上昇気流（アセンション）が起こるようになっていきました。
　Tijdens het voortzetten van de opwaartse luchtstroom (ascensie), begon op een gegeven moment de opwaartse luchtstroom (ascensie) op te treden tot aan de binnenkant van de schedel boven de keel.

　そして、２年と１０ヶ月が経った頃、
　En als er 2 jaar en 10 maanden zijn verstreken sinds ik begon met kristalgenezing,

　上昇気流（アセンション）は頭蓋（ずがい）の中の先へと移り進んで行く中で、希望の光を授（さず）けます。しかし、それは、人によっては地獄絵図ともなりましょう。僕はもがき苦しみました。
　De Ascension schenkt het "Licht van Hoop" naarmate het verder in de schedel beweegt. Voor sommige mensen kan het echter ook een beeld van de hel zijn. Ik worstelde.

結果、「抗（あらが）わずに進む者が勝ち」と言う言葉を授かっていながら、抗わずにはいられなくなるような性別を超越した身体の状況に直面して、せっかく教えてもらっていた言葉があるにもかかわらず、我慢の限界を迎え、身体に起こる現象に対して、初めて抗ってしまいました。

Het resultaat was dat ik, ook al kreeg ik het gezegde: "Degene die vooruitgaat zonder weerstand, wint", geconfronteerd werd met een geslachtsoverstijgende fysieke situatie die ik niet kon helpen, maar ik kon het niet helpen, maar ik bereikte de grens van mijn geduld, en voor het eerst weerstond ik het fenomeen dat zich in mijn lichaam voordeed.

そして、寒気や悪寒や恐怖感や不安感にさいなまれ、死をも覚悟した瞬間をむかえるのでした。その詳細は秘密にさせていただきますが、まさに地獄絵図でした。

En toen, gekweld door koude rillingen, angst en bezorgdheid, stond ik voor het moment waarop ik bereid was te sterven. Ik zal de details geheim houden, maar het was echt een beeld van de hel.

そして、僕は男だ。男なんだ。って言い聞かせる、おまじないを言い始めるほどに追い込まれて行き、ただひたすらに耐え忍ぶのでした。

En ik werd zover gedreven dat ik een spreuk begon uit te spreken om mezelf te overtuigen: "Ik ben een man. Ik ben een man." En ik heb gewoon doorgezet.

そして、ここから、覚醒体験へと突入して行きます。

En vanaf hier zullen we ons haasten in de ontwakingservaring.

かごめ KAGOME

　かごめ、かごめ、かごのなかのとりは、いついつでやる、よあけのばんに、つるとかめがすべった、うしろのしょうめんだぁ〜れ。
　Kagome, Kagome, Kago no naka no tori wa, itu itu deyaru Yoake no ban ni, turu to kame ga subetta, ushiro no syoumen daare.

　日本人なら、子供の頃、よく遊んだ歌ではあります。が、しかし、上昇気流（アセンション）体験を経（へ）て読むと、はっと、驚（おどろ）く内容に気づかされ、子供の頃、思っていたような印象の歌とは少し違うことに気が付かされました。この章では、このことについてお伝えしていきます。
　Als je Japans bent, is het een liedje dat je als kind vaak speelde. Toen ik het echter las na een ascensie-ervaring, was ik verrast door de inhoud van het lied en realiseerde ik me dat het een beetje anders was dan de indruk die ik had toen ik een kind was. Dit hoofdstuk vertelt je hierover.

　この歌は地方によって、多少、言葉が違うようです。だいたい同じことを言われていますので、この章の始めにご紹介した言葉に当てはめて表現していきます。
　De tekst van dit nummer lijkt iets anders te zijn, afhankelijk van de regio. De meeste van dezelfde dingen worden gezegd, dus ik zal de woorden gebruiken die

aan het begin van dit hoofdstuk zijn geïntroduceerd om ze uit te drukken.

　かごめ、この言葉は、てっきり目隠しして大人数で囲む、子供の頃の遊びの歌だと、とらえていました。しかし、上昇気流（アセンション）体験を経（へ）て読むと全然そういう意味ではないことに気づかされます。
　Kagome, ik vatte dit woord absoluut op als een kinderliedje dat geblinddoekt was en omringd was door een groot aantal mensen. Echter, na het ervaren van de opwaartse stroming (ascentie) en het lezen ervan, realiseer ik me dat het dat helemaal niet betekent.

　かごめ、かごめ、このかごめは、籠（かご）の目（め）、籠目を意味しています。そうですね、三角形と逆三角形が混じり合った絵、六芒星（ろくぼうせい）の形です。
　Kagome, Kagome, deze kagome betekent mandogen, mandogen. Het is een afbeelding van een mengsel van driehoeken en omgekeerde driehoeken, in de vorm van een zespuntige ster.

　では、籠（かご）の中のとりは、どういう意味でしょう。意味は色々注釈をつけれます。一つ目は鳥居（とりい）です。鳥居とは、神社の参道入り口などに建てる門と言う意味です。
　Dus, wat betekent "Kago no naka no tori wa"? De betekenis kan op verschillende manieren worden geannoteerd. De eerste is Torii. Torii betekent een poort gebouwd bij de ingang van een heiligdom.

これは、僕のアセンション体験から言わせていただくと、蝶番（ちょうつがい）部分になります。医学的な部位で表現するならば人間のセンターコアでもある心臓（しんぞう）の少し上あたりに生息してある胸腺（きょうせん）です。
　Vanuit mijn ascentie-ervaring is dit het "scharnier"-gedeelte. In medische termen is het de thymus die iets boven het hart leeft, dat ook de centrale kern van de mens is.

　見ようによっては鳥にも見えます。
　Het lijkt op een vogel, afhankelijk van hoe je ernaar kijkt.

　上昇気流（アセンション）時の体感では僕は蝶（ちょう）のように感じました。が、しかし、見方によっては鳥にも見えるかもしれません。鳥と表現しても、僕にとっては、あんまり違和感はありません。どちらにしても飛んでいくものなので。ということで、二つ目は鳥です。
　Tijdens de hemelvaart voelde ik me als een vlinder. Afhankelijk van hoe je het bekijkt, kan het er echter uitzien als een vogel. Zelfs als ik het uitdruk als een vogel, voel ik geen enkel gevoel van ongerijmdheid. Omdat het hoe dan ook zal vliegen. Dus de tweede is een vogel.

　そして、「いついつでやる、よあけのばんに、」この意味は、おそらく、いつ？いつ？その姿を表すの？夜明けの晩（ばん）だよ。と言った具合に、期待（きたい）して、まち

どおしくて堪（たま）らない様子（ようす）を表（あらわ）している意味にとらえています。

　Dan: "itu itu deyaru Yoake no ban ni" Wat betekent dit wanneer? Wanneer? Ga je jezelf onthullen? Het is alsof je zegt dat het nacht is bij zonsopgang. Hiermee wordt bedoeld dat het innerlijke wezen dat inherent is aan het zelf de staat van verwachting en wachten uitdrukt.

　僕が初めて熱くエネルギーを帯びた蝶［ちょう］（胸腺［きょうせん］）の姿を感じた時、まさしく、夜明け前の晩（ばん）でした。
　Het was de nacht voor zonsopgang toen ik voor het eerst de hete, energieke vlinder (thymus) voelde.

　覚醒体験へと進むアセンションのクライマックスあたりで熱く滾（たぎ）る蝶（ちょう）の姿をハッキリと体感しました。
　Op het uiterste punt van de stijgende luchtstroom (ascensie) die leidt tot een ontwakingservaring, kon ik duidelijk de gestalte van een brandende "vlinder" voelen.

　そして、「つるとかめがすべった、」の意味ですが、僕はこの言葉を鶴（つる）ではなく、つるっと亀が滑（すべ）ったと、とらえています。
　En over de betekenis van "turu to kame ga subetta", neem ik aan dat dit woord betekent dat de schildpad gleed, niet de kraanvogel.

絵的に説明すると、籠目（かごめ）である六芒星（ろくぼうせい）の中にある亀（かめ）の甲羅（こうら）のような絵があると思うのですが、つるっと少し回転してみてほしいです。そうすると、見えてきます。

　Om het picturaal uit te leggen, ik denk dat er een afbeelding is zoals een schildpad in een zespuntige ster genaamd "Kagome", maar ik zou willen dat je het een beetje draait. Dan kun je het zien.

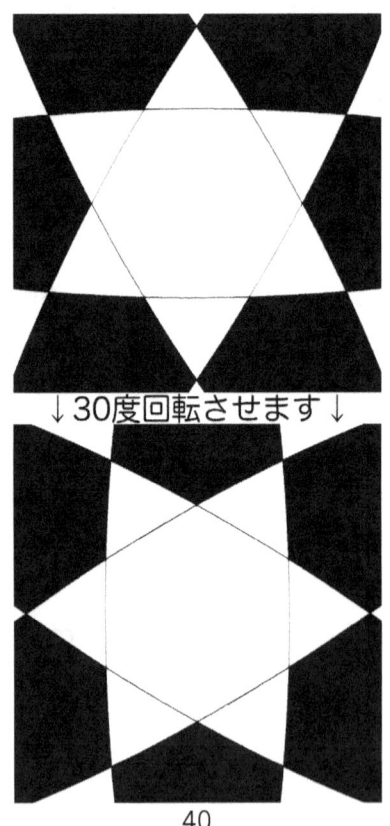

そして、「うしろのしょうめんだぁ〜れ。」これは、アセンション体験をして、目覚めと言いますか、覚醒と言いますか、「ただ、ここに、ある。」という感覚まで進まれた方でしたら、「うん」と納得できる話なのですが、なかなか一般的には理解されにくい話だと思います。

En "ushiro no syoumen daare" Dit is een verhaal dat kan worden begrepen door degenen die ascentie hebben ervaren en zijn gevorderd tot de ervaring van ontwaken, maar het is vrij moeilijk om in het algemeen te begrijpen, denk ik.

これは、籠目（かごめ）の鳥居［とりい］（入口）が胸腺（きょうせん）だと表現するならば、籠目（かごめ）の本殿（ほんでん）や拝殿（はいでん）は、頭のてっぺんの先、そうですね、言葉で言うには忍（しの）び難（がた）いですが。閻魔（えんま）の位置や、王冠（おうかん）の位置や、豆（まめ）の位置とも表現できます。

Als de torii (ingang) van Kagome wordt uitgedrukt als de thymus, dan zijn het hoofdheiligdom en het voorste heiligdom van Kagome de bovenkant van het hoofd. Tja, het is moeilijk onder woorden te brengen. Het kan ook worden uitgedrukt als de positie van "Enma", de positie van de "kroon", of de positie van de "boon".

個人的な見解で言うならば、「うしろのしょうめんだぁ〜れ。」は、具体的に示すと、自己に内在する存在のことだと僕は見ています。

Persoonlijk zie ik "ushiro no syoumen daare" als het bestaan dat inherent is aan jezelf.

かごめの説明 Description of Kagome

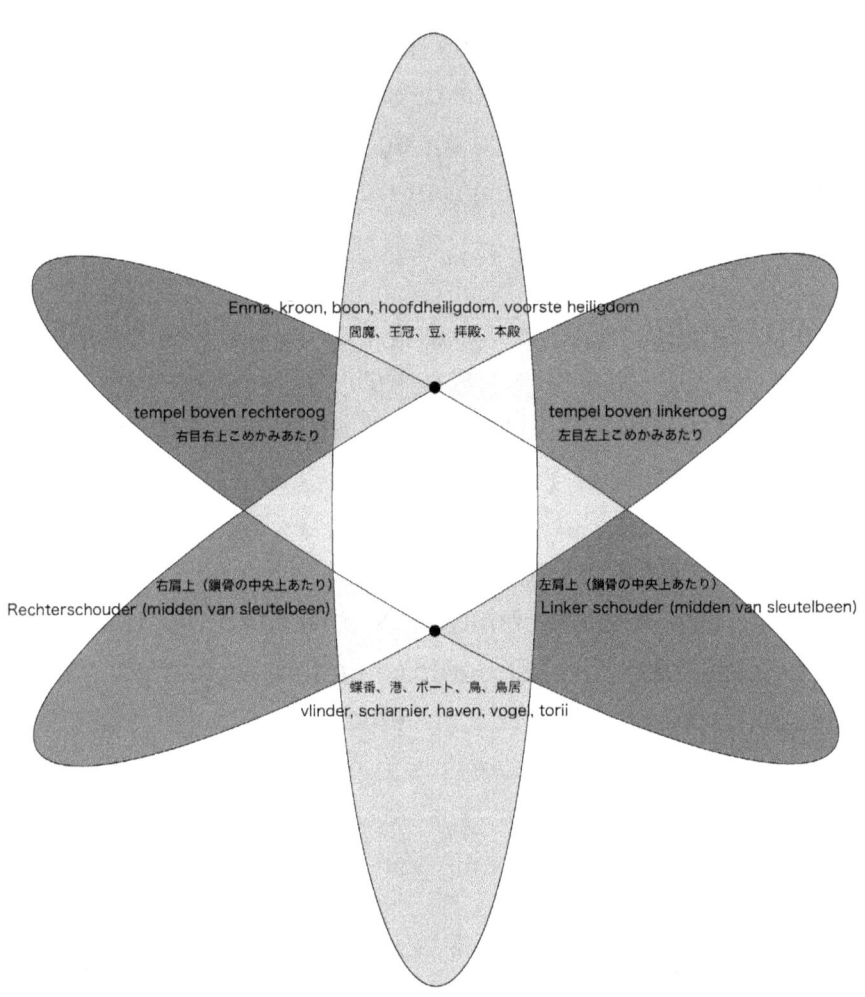

また、閻魔（えんま）と聞くと、何か怖い存在を思い浮かべるかもしれません。

Ook als je het woord Enma hoort, denk je misschien aan iets engs.

ドラゴンボールや西遊記などのお話の影響もあって、まぁ、そのようにも、とらえられるのですが、アセンション体験をして覚醒体験をした人間にとっては閻魔は少し違った印象に映（うつ）ります。

Er is ook de invloed van verhalen als Dragon Ball en Journey to the West, en dat is hoe het wordt waargenomen, maar voor mensen die ascensie en ontwaken hebben meegemaakt, ziet Enma er een beetje anders uit.

閻魔とは、みめうるわしい、度を超して一つのことに熱心な人と言う意味です。少しでも閻魔の印象が変わってくれれば御（おん）の字です。

Enma betekent een mooi persoon die enorm enthousiast is over één ding. Ik zou het op prijs stellen als de indruk van Enma ook maar een beetje zou veranderen.

また、王冠（おうかん）は、頭蓋骨（ずがいこつ）の頭頂骨（とうちょうこつ）と頭頂骨をつなぐ矢状縫合（しじょうほうごう）された円状の広範囲な部分を言います。アセンション体験して行った先に現れ出でます。
　De kroon is het ronde brede gedeelte van de sagittale hechtdraad die de pariëtale botten van de schedel verbindt. Het verschijnt als een resultaat van het voortzetten van de ascentie-ervaring.

　また、豆（まめ）は、上昇気流（アセンション）を続けていった先に、地獄の苦しみが現れます。その地獄の苦しみを、苦しみ抜いた先に現れ出でます。
　Het lijden van de hel zal verschijnen als gevolg van het voortzetten van de opgaande stroom (ascensie). "Bonen" zullen verschijnen aan het einde van dat helse lijden.

　言葉では、まったく説明がつかないため、医学的な表現で説明すると、頭蓋骨（ずがいこつ）にある前頭骨（ぜんとうこつ）と左右の頭頂骨（とうちょうこつ）との間にある縫合（ほうごう）を冠状縫合（かんじょうほうごう）と言い。
　Woorden kunnen het helemaal niet verklaren, dus om het in medische termen uit te leggen, wordt de hechtdraad tussen het frontale bot in de schedel en de linker en rechter pariëtale botten de coronale hechtdraad genoemd.

その冠状縫合（かんじょうほうごう）と矢状縫合（しじょうほうごう）が交わるポイントを豆（まめ）の位置と表現させて進めさせていただきます。

Het punt waar de coronale hechtdraad en de sagittale hechtdraad elkaar kruisen, wordt de "boon" -positie genoemd.

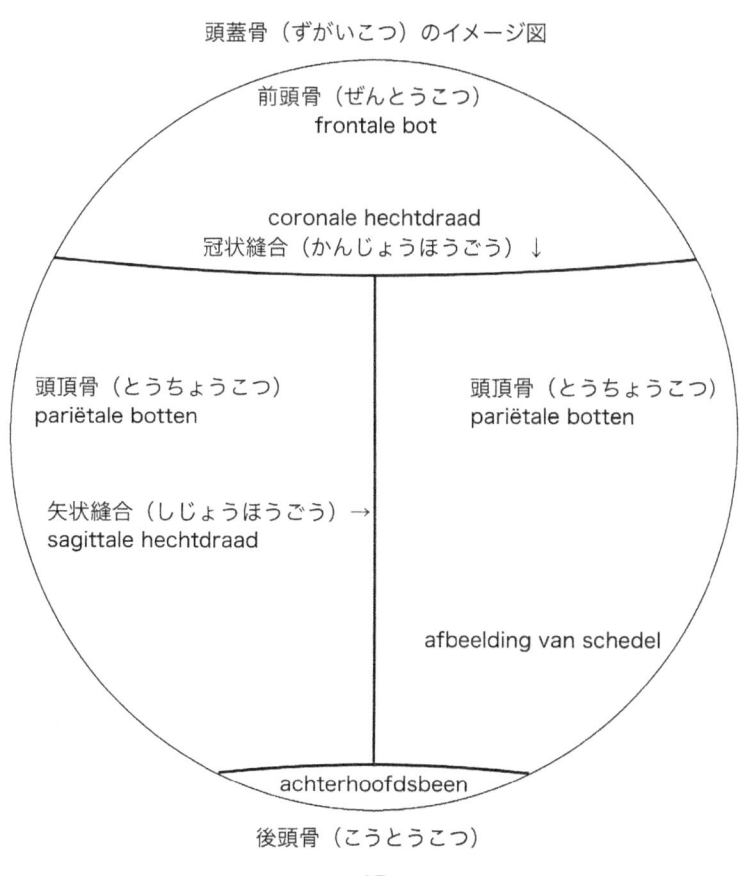

上手く伝わっていれば幸いです。

Ik zou het op prijs stellen als de woorden goed werden overgebracht.

しかし、昔の人は良く言ったもんだなぁと感心させられます。子供の頃にその歌を歌わせて遊ばせておいて、しっかり教育されている。

Ik ben echter onder de indruk dat de oude mensen het goed hebben uitgedrukt en overgebracht. Toen ik een kind was, werd ik gemaakt om met dat lied te zingen en te spelen, en het werd met succes op een onbewust niveau onderwezen.

しかも、遊びの意味と内的探求の意味が上手く合わさっていて、二つの意味を成すなんて、素晴らしすぎる。

Bovendien zijn de betekenis van spel en de betekenis van innerlijke verkenning goed gecombineerd, en het is heerlijk om twee betekenissen te hebben.

まさにアセンションそのものを封じ込めていて、だれが考えたのか知るよしもありませんが、上手すぎる。

Het bevat precies de hemelvaart zelf, en ik weet niet wie het bedacht heeft, maar het is te goed.

歌を作った人は天才だと思いました。

Ik dacht dat de persoon die het lied schreef een genie was.

それでは、次章より、アセンション体験を進めていった先に、起こり狂う、覚醒体験した当時のお話をご紹介します。

Vervolgens zal ik vanaf het volgende hoofdstuk het verhaal introduceren van de ontwakingservaring die plaatsvond als gevolg van het voortzetten van de ascentie-ervaring.

覚醒体験
ONTWAKEN ERVARING

愛と友情。そのエネルギーの使い方を知ると、上昇気流（アセンション）が起きるようになります。

liefde en vriendschap. Als je weet hoe je die energie moet gebruiken, zal de opwaartse stroming (ascensie) plaatsvinden.

上昇気流（アセンション）を使いこなせるようになると、臍下（へそした）あたりの上昇気流（アセンション）から、胸（ハート）に昇る龍となる上昇気流（アセンション）へと進化していき、喉（のど）へと昇華して、頭の中心、そして頭のてっぺんへと移り進む過程にて、スーパーアセンションとなり、地獄の苦しみと引き換えに豆を持つ様（よう）となるのです。これには注意が必要となり、身がかえるのです。

Wanneer je de opstijgende luchtstroom onder de knie hebt, evolueert deze van de opstijgende luchtstroom rond de onderkant van de navel naar de opstijgende luchtstroom die een draak wordt die opstijgt naar de borst (hart) en sublimeert naar de keel. het midden van het hoofd en dan naar de bovenkant van het hoofd, wordt het een super-ascensie, en het wordt als het hebben van een boon in ruil voor de pijn van de hel. Dit vereist voorzichtigheid.

　こうなってくると上昇気流（アセンション）させようと思う気持ちはなくなっていきます。それよりも、心（ハート）と頭（マァーラ）のバランスを取ろうと必死にもがきます。それが、冷や水浴びせられた模様（もよう）となるのです。
　Wanneer dit gebeurt, zal het verlangen om te ascenderen verdwijnen. Integendeel, ik worstel wanhopig om de gedachten die ik denk in evenwicht te brengen met mijn hart en hoofd. Dat is het patroon van een douche met koud water.

　結果的に、何もかもを手放していく姿となり、想像力すらも手放す姿となります。そして、内的探求で得た知識をも全（すべ）て覆（おお）い隠（かく）すようになります。
　Daardoor lijken ze alles los te laten, zelfs hun fantasie. Het begint ook alle kennis te verdoezelen die het heeft opgedaan tijdens zijn innerlijke zoektocht.

　ただいま、その状態にあります。
　Ik ben nu in die staat.

今、僕がやっていることを明示
Ik zal je laten zien wat ik nu doe.

　過去も未来も夢なんだ。
　空想も妄想も夢と一緒（いっしょ）なんだ。
　記憶すらも夢なんだ。
　そのことに気が付けたなら、今すぐに言ってほしい、
　目に見えるものを追いかけます。
　目に見えるものはリアルである。
　目に見えるものは今の現実なのである。
　ですから、目に見えないものを追いかけ始めたら今すぐに言ってほしい。目に見えるものを追いかけます。と、そうすれば、あなたの目（まなこ）がパッチリになって後遺症もなんのその。

　Het verleden en de toekomst zijn dromen.

　Fantasieën en wanen zijn hetzelfde als dromen.

　Zelfs herinneringen zijn dromen.

　Als je dat merkt, wil ik dat je het nu hardop zegt.

　"Ik zal me concentreren op het nastreven van de zichtbare wereld."

　De zichtbare wereld is echt.

　De zichtbare wereld is de huidige realiteit.

　Dus als je de onzichtbare wereld begint te achtervolgen, wil ik dat je het nu hardop zegt.

　"Ik zal me concentreren op het nastreven van de zichtbare wereld."

　En als je dat doet, zullen je ogen helder zijn en heb je geen nawerkingen.

これで、頭は現在に同期を始める。
Nu begint je hoofd te synchroniseren met het heden.

次にしてほしいことがあって、次って言ってもほぼ同時なんですけど、体の胴体（どうたい）と頭をつなげて同期をはかってほしいです。呼吸を実況中継してみてください。何秒吐いて、何秒吸ってとか考えなくていいです、今吐いている。今吸っている。くらいの程度でいいです。実況中継を始めると、現在に同期した頭と体の胴体（どうたい）が連動し始めます。ここに、ゆとりが生まれる様（さま）があります。

Het volgende dat ik wil dat je doet, is de romp en het hoofd met elkaar verbinden om te synchroniseren. Probeer je ademhaling te volgen. U hoeft niet na te denken over hoeveel seconden u moet uitademen en hoeveel seconden u moet inademen. Nu adem ik lucht uit Nu adem ik lucht in Zoveel is prima. Wanneer u het commentaar start, zullen het hoofd en de romp, gesynchroniseerd met het heden, gaan samenwerken. Er lijkt hier een zekere rust te heersen.

とまぁ、こう言う状態となると、気が楽になります。もし、あなたが、上昇気流（アセンション）をあつかえるようになった後、手のつけられない混迷状態になったら、この文章を読んでほしいです。きっと思考と身体がリセットされることでしょう。

　Als u zich in deze situatie bevindt, zult u zich beter voelen. Als je merkt dat je in een staat van oncontroleerbare verwarring verkeert nadat je Ascentie onder de knie hebt, lees dan dit artikel. Je geest en lichaam zullen zeker worden gereset.

この文章を書いた後、起きたことを原文のまま記述
Wat gebeurde er nadat ik dit artikel schreef

　何もかも手放していき、想像力すらも手放した結果、体の準備が整ったのか、一斉（いっせい）に体の感覚すらも手放した状態となった。

　Het resultaat van het loslaten van alles, zelfs de verbeelding. Ik vraag me af of mijn lichaam er klaar voor was, en ineens liet ik zelfs de zintuigen van mijn lichaam los.

　それは、秘密の秘法って言われていて皆が通る道なのです。

　Het wordt de geheime formule genoemd, en zo gaat iedereen.

　自分の意思とは関係なく起こりました。そして、息もしているかどうかわからない、体の感覚すらもなくなっていて、ただ、そこに、ある。ただ、ここに、ある。と言った感覚のみとなるのでした。

　Het gebeurde tegen mijn wil. En ik weet niet eens of ik adem of niet, ik kan mijn lichaam niet eens voelen, het is er gewoon. Maar hier is het. Het was alleen het gevoel van te zeggen.

　思考すら存在しない感覚です。

　Het is een gevoel dat zelfs gedachten niet bestaan.

そして、頭がピクッ、ピクッっとなったかと思うと、体の感覚が戻ってきて、浅い呼吸を感じ、思考が戻ってきました。

Toen voelde ik een schokkende beweging op mijn kruin, en toen voelde ik mijn lichaam terugkomen, ik voelde oppervlakkig ademhalen, mijn gedachten kwamen terug.

これは、いったい？…と分析を始める自分がいて、結局のところ、これまでの体験記憶から、この体験に似ている言葉を探すんだけれども、いろんな言葉が思いつき、当てはめていっても、当てはめた途端（とたん）、その言葉が嘘（うそ）に感じる感覚となり、言葉で説明することの矛盾（むじゅん）に気が付き、名前を付けると嘘（うそ）になると思うように至（いた）りました。

Wat is dit? ... en ik begin te analyseren, en uiteindelijk zoek ik naar woorden die lijken op deze ervaring uit mijn ervaringsherinneringen tot nu toe, maar zelfs als ik verschillende woorden verzin en ze toepas, voelde ik me op het moment dat ik ze toepast dat woorden een leugen waren, en ik besefte hoe tegenstrijdig het was om dingen met woorden uit te leggen.

無意識に瞑想（めいそう）に没入した感じ…やっぱ言葉にすると嘘（うそ）になる。笑。

Ik had het gevoel alsof ik onbewust was ondergedompeld in meditatie. Het onder woorden brengen zou een leugen zijn.

一応、念のために、初心忘れるべからずと言う意味も込めて、僕が、その時、何を思ったのかだけ列挙しておきます。

Voor de zekerheid zal ik voorlopig alleen opsommen wat ik toen dacht, met de bedoeling mijn oorspronkelijke bedoeling niet te vergeten.

平安を味わう感じかな…、人様の言う無がこれか？、三昧（サマディ）がこれか？、しかし、無も三昧（ざんまい）も僕には偽（いつわ）りの言葉に見えて仕方ない。無と書くと、ただ、ここに、ある。と言う感覚があるため無ではないと結論づけれるし、三昧と書くと、心を一つのものに集中させて安定した精神状態になるさまと言う意味らしいのだが、僕自身、心を一つのものに集中させている感覚は、まったくない。自分の意思とは関係なく勝手にその状態が行われていくさまであるから、おそらく三昧（ざんまい）でもない。

Ik vraag me af of ik de rust kan proeven... Is dit het "niets" dat mensen zeggen? Is dit Samadhi? Ik kan echter niet anders dan "niets" en "samadhi" als valse woorden zien. Als je "niets" schrijft, is het er gewoon. Maar hier is het. Er kan worden geconcludeerd dat het niet "niets" is omdat er een gevoel van zeggen is. Het lijkt erop dat het woord samadhi betekent je geest op één ding concentreren en een stabiele gemoedstoestand bereiken, maar ik heb zelf niet het gevoel dat mijn geest helemaal op één ding is gericht. Aangezien de staat egoïstisch wordt uitgevoerd ongeacht iemands wil, is het waarschijnlijk geen Samadhi.

じゃぁ、これは、なに？と分析を進めた結果論として、この状態に名前などあるはずがないと、エクスタシーの究極点と表現してもいいが、なにか伝えている言葉の印象が変わってしまっていることに気付く。初めてこの文章を読む人に語弊（ごへい）を与えかねない。その部分だけを見ると偽（いつわ）りにも見える。また、至福（しふく）か？と分析すると、この上ない幸福（心が満ち足りていること）と言う意味らしいが…いや、そう言うことじゃないんだよなぁ…結果的にそう言う状態になるのかもしれないけれど、体感的、感覚的にはそんな印象ではなくて…。

　Wat is dit? Als resultaat van de analyse kan er geen naam zijn voor deze toestand, het kan worden uitgedrukt als het ultieme punt van extase, maar ik merk dat de indruk van de overgebrachte woorden is veranderd. Het kan misleidend zijn voor degenen die deze zin voor het eerst lezen. Als je alleen naar dat deel kijkt, ziet het er nep uit. Ook geluk, gelukzaligheid? Als je het analyseert, lijkt het opperste geluk (tevreden hart) te betekenen. Nee, dat bedoel ik niet... Misschien is dat het resultaat, maar ik heb een andere indruk, fysiek en emotioneel.

　言葉にするとやはり偽（いつわ）りとなる。嘘（うそ）になる。言葉で表現できない境地とも言えるが、結局それはなんですか？となると説明つかない。
　Het onder woorden brengen zou een leugen zijn. Men kan zeggen dat het een toestand is die niet in woorden kan worden uitgedrukt, maar wat is het uiteindelijk? Ik kan het niet uitleggen.

そう言う感覚を味わいました。
Ik had dat gevoel.

そういった経験を経て思うことがあります。
Ik heb wat gedachten na die ervaring.

「そうか、思考すること、そのものが夢だったんだ。」
でした。
"Nou, denken zelf was een droom."

もし、この文章を読んで上昇気流（アセンション）に興味を持ち、体験してみたいと思われた方がいらっしゃいましたら、愛と友情のエネルギーの使い方を体験してみてください。
Als je na het lezen van deze tekst geïnteresseerd bent in de opwaartse stroming (hemelvaart) en deze wilt ervaren, ervaar dan hoe je de energie van liefde en vriendschap kunt gebruiken.

これが、あなたの為（ため）となるか、どうかは、あなた自身の思考にかかっています。是非、お楽しみいただければと思います。
Of dit voor jou werkt, is aan jou. We hopen dat je ervan geniet.

救済策 HULPPLAN

　アセンションと呼ばれる上昇気流を堪能（たんのう）し始めると、ヘソ下あたりの上昇気流（アセンション）から、ハートあたりの上昇気流（アセンション）、ノドあたりの上昇気流（アセンション）、頭蓋（ずがい）の中へと入っていく上昇気流（アセンション）を経験していくようになります。そうなってくると、それまでの快楽や幸福感を得る楽しみとは正反対の苦楽を味わうようになっていきます。

　Wanneer je begint te genieten van de opstijgende luchtstroom die ascentie wordt genoemd, evolueert deze van de opstijgende luchtstroom rond de onderkant van de navel naar de opstijgende luchtstroom rond het hart (ascensie), sublimerend naar de opstijgende luchtstroom rond de keel (ascensie), en dan in de schedel.Je zult de opwaartse stroming (ascensie) beginnen te ervaren die naar binnen beweegt. Wanneer dat gebeurt, zul je de vreugden en het verdriet beginnen te ervaren die precies het tegenovergestelde zijn van de vreugden en het geluk dat je tot dan toe hebt ervaren.

上昇気流（アセンション）すればするほど、苦しみ、寒気、悪寒（おかん）を味わうようになり、ヒーリングを辞めてしまう程の、精神的に追い詰められた状態、そうですね、医学的には統合失調症（とうごうしっちょうしょう）やうつ病と診断される類（たぐ）いの症状が現れ始めます。

　Hoe meer je opstijgt, hoe meer lijden en koude rillingen je zult ervaren. Het is een toestand van mentaal in het nauw gedreven zijn tot het punt om vrijwillig te stoppen met genezen. Nou, je begint het soort symptomen te krijgen dat medisch wordt gediagnosticeerd als schizofrenie of depressie.

　ですから、注意が必要です。
Je moet voorzichtig zijn.

　僕の場合、たまたま読書が好きで、読んだ本に助けられることになりました。その結果を自分の言葉で、ご紹介したいと思います。
　In mijn geval hield ik gewoon van lezen, en de boeken die ik las, hielpen me. Ik wil de resultaten in mijn eigen woorden voorstellen.

過去や未来について思い悩む状態をマインドワンダリングと呼ぶ。

De staat van zorgen maken over het verleden of de toekomst wordt mind-dwalen genoemd.

　上昇気流（アセンション）が頭蓋（ずがい）の中まで入っていく上昇気流（アセンション）を体験して行った結果、寒気や悪寒、恐怖感や不安感に襲われて、精神的に追い詰められた状態に陥（おちい）って行きました。その結果、目に見えないものを追い求め過ぎている自覚が芽生え、目に見えるものを追い求めるように意識を変えて普段の生活を過ごすようになりました。

Het resultaat van het ervaren van de opstijgende luchtstroom (ascensie) die in de schedel gaat. Ik werd aangevallen door koude rillingen, angst en bezorgdheid, en viel in een mentaal in het nauw gedreven toestand. als resultaat. Ik werd me ervan bewust dat ik te veel de onzichtbare wereld nastreefde, en veranderde mijn bewustzijn om de zichtbare wereld na te streven, en begon een normaal leven te leiden.

　そんな中、気が付いたことを記述します。
In de tussentijd zal ik schrijven wat me is opgevallen.

今の今まで、過去の記憶が断片的にイメージで現れると、そのことについて永遠と思い出して、あの時こうだったとか、思いを巡らしていました。そういった繰り返し、ループって、実は、目に見えないものを追い求めている姿だったんだ。と気がつくようになり、あっ、目に見えるものを追いかける姿に戻ります。って宣言して戻ってみると、今の今まで、これに苦しめられていたんだって発見があり、過去の記憶って、記憶データであって、そのデータをイメージで膨らませた空想、言い換えるならば妄想なんだって気付きを得たわけです。

　Tot nu toe, toen mijn herinneringen aan het verleden fragmentarisch leken in de vorm van beelden, zou ik ze voor altijd onthouden en nadenken over hoe het toen was. Ik kwam tot het besef dat zo'n herhaling, een lus, eigenlijk een vorm was van het nastreven van iets onzichtbaars. Nadat ik had verklaard: "Ik zal terugkeren naar het nastreven van de zichtbare wereld", ontdekte ik dat ik tot nu toe door "dit" werd gekweld. Ik realiseerde me dat herinneringen aan het verleden uit het hoofd geleerde gegevens zijn, en fantasieën opgeblazen met beelden, met andere woorden, wanen.

　それが、わかると、例えば、宝くじなんかの一等が当選したら、何しようとかいう想像、言い換えるならば妄想も、目に見えないものを追い求め過ぎている姿なんだな。と気付きがあり、そっか、これも、こうあったらいいなっていう未来予想図でしかなくて、結局のところは、過去の記憶の空想や妄想と一緒で、目に見えないものを追い求め過ぎている姿なんだな。って気付きがありました。

Toen ik dat eenmaal begreep, realiseerde ik me dat de verbeelding van wat ik zou doen als ik de eerste prijs in de loterij zou winnen, of met andere woorden, waanideeën, een vorm van buitensporig najagen van iets onzichtbaars was. Dit is niets meer dan een visie op de toekomst waarvan ik zou willen dat het zo zou zijn, en uiteindelijk is het hetzelfde als fantasieën en waanideeën van herinneringen aan het verleden. Er was een besef dat het een figuur was die te veel de onzichtbare dingen najaagde.

正直に言うと、これもかよって気持ちにはなりましたが、目に見えるものを追い求めるように意識を変えて過ごすだけで、かなり意識改革ができるもんなんだな。と思うようになっています。

Eerlijk gezegd voelde ik me hierdoor beter. Ik ben gaan geloven dat als je je bewustzijn verandert om de zichtbare wereld na te streven, je je bewustzijn kunt veranderen.

とにかく、今は、目に見えないもの（過去や未来）を追い求め始めたら、目に見えるものを追い求める姿に戻りますと言って。リセットする癖（くせ）をつけていけたらいいな。と思っています。

Hoe dan ook, nu, wanneer ik de onzichtbare wereld (verleden en toekomst) ga najagen, hoop ik de gewoonte te krijgen om te resetten door te zeggen dat ik de zichtbare wereld zal nastreven.

しかし、目に見えるものを追い求める姿に戻っても解決できないような、寒気、悪寒、恐怖感、不安感に陥（おちい）ってしまった場合のためにも、知っておいてほしいことがあります。

　Maar voor het geval je merkt dat je rillingen, angsten en onzekerheden krijgt die niet kunnen worden opgelost door terug te keren naar je zoektocht naar de zichtbare wereld, hier is wat je moet weten.

それが、これ。
Het is dit.

薬指の秘密。リラックス法。体を脱力させる方法です。
Het geheim van de ringvinger. relaxatie methode. Het is een manier om je lichaam te ontspannen.

手にある五本の指には、おのおの使い方や意味が存在しています。そのことを引用しながらご紹介していきます。
Elk van de vijf vingers op de hand heeft zijn eigen gebruik en betekenis. Ik zal het introduceren terwijl ik het citeer.

柳生心眼流（やぎゅうしんがんりゅう）
■手の指の話、手には筋繊維として三つの流れがある。
一つ目は、親指の流れ、
二つ目は、人差し指と中指の流れ、
三つ目は、薬指と小指の流れ。
〜それそれの指の意味〜
・親指：強い力、親指は最後に頼りなさい。
（力を伝えたい時だけ使うイメージ）
・人差し指：伸ばす力
・中指：回転の指、中指を中心にして回すと手は回りやすくなる。
・薬指：交感神経、副交感神経が通っているのは薬指だけ。敏感（びんかん）。一番感覚が鋭（するど）い。
・小指：子供は家を纏（まと）める：鎹（かすがい）：小指

で握ったらまとまる。

Yagyu Shinganryu

- Over de vingers van de hand gesproken, er zijn drie stromen spiervezels in de hand.
De eerste is de stroom van de duim,
De tweede is de stroom van de wijsvinger en middelvinger,
De derde is de stroom van de ringvinger en pink.
〜De betekenis van elke vinger〜

・Duim: een sterke kracht, vertrouw op de duim als laatste.

・Wijsvinger: kracht om te strekken

・Middelvinger: draaiende vinger, draaien van de hand rond de middelvinger maakt het gemakkelijker om te draaien.

・Ringvinger: Alleen de ringvinger heeft sympathische en parasympathische zenuwen. gevoelig. De meest gevoelige.

・Little finger: kinderen houden het gezin bij elkaar: als je het met je pink vasthoudt, zal je kracht worden verenigd.

引用元：武術格闘家 菊野克紀 の 誰ツヨDOJOy
https://www.youtube.com/watch?v=8H6LtlSZ8Bw

僕は、格闘家ではないため、人を殴ることは無いですが、指の意味や、指の使い方に興味があって、どんなことにでも転用できそうな気がしたので、自分なりに研究を始めています。その中で、少し、わかってきたことをご紹介しておきます。

Ik ben geen vechtsporter, dus ik sla geen mensen. Ik ben echter geïnteresseerd in de betekenis van vingers en hoe ze te gebruiken. Ik had het gevoel dat het voor alles kon worden gebruikt, dus begon ik zelf op onderzoek uit te gaan. Ik zal voorstellen wat ik erin heb geleerd.

格闘技などの殴ることを前提とした場合、小指と薬指を握り込む形になるのかなと思います。

Als je ervan uitgaat dat je zult slaan, zoals in vechtsporten, denk ik dat het zal zijn in de vorm van het op elkaar klemmen van je pink en ringvinger.

殴ることに重きを置いた形
vorm van slaan

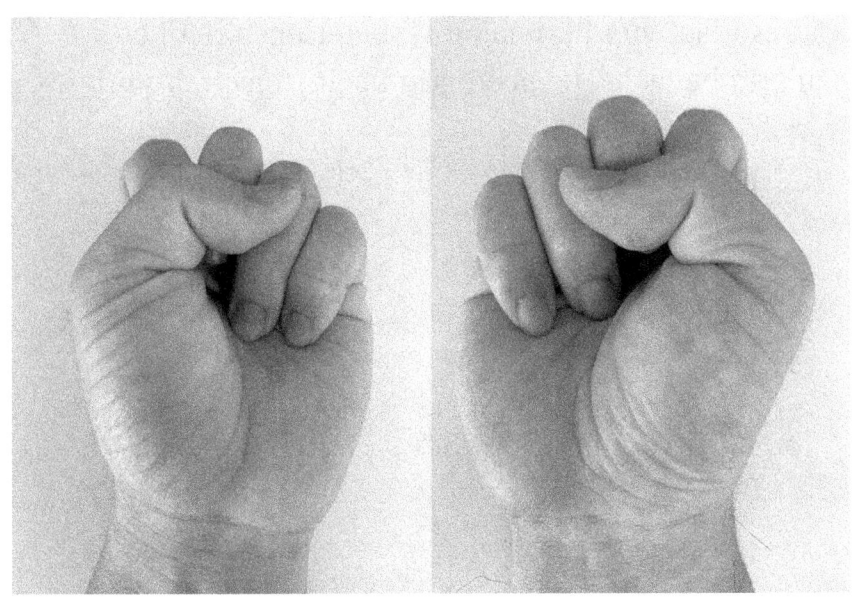

しかし、これでは、小指、薬指にどうしても力（ちから）が入ってしまうため、ウォーキングで試してみると、楽にはなるのですが、ちょっと肩の力（りき）みが発生してしまう気がして、改良を重ねていった結果、握り込まない握り方を編み出しました。ウォーキング専用です。

　Dit zal echter onvermijdelijk veel kracht op de pink en ringvinger leggen. Toen ik het probeerde tijdens het lopen, werd het gemakkelijker, maar ik voelde dat het een beetje spanning op mijn schouders veroorzaakte. Als resultaat van herhaalde verbeteringen hebben we een grip bedacht die geen grip heeft. Alleen om te wandelen.

握り込まないグー
vorm die niet grijpt

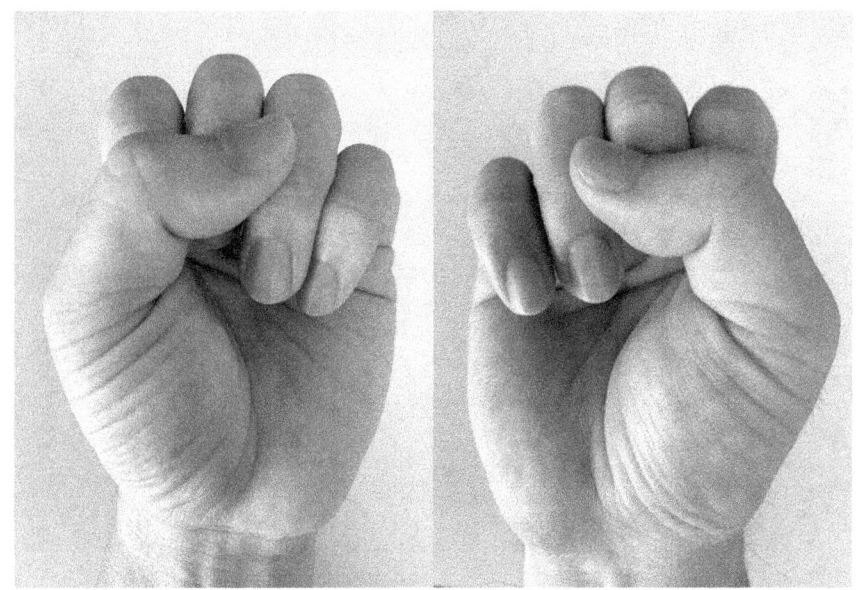

重要になるのが、親指を薬指に軽く触れるような感覚で、軽く添えるようなイメージで、握（にぎ）り込まないように、力（りき）まないようにすることが重要です。

Het belangrijkste is dat u voelt dat uw duim uw ringvinger licht raakt. Het is een afbeelding die licht is bevestigd. Het is belangrijk om geen kracht te gebruiken om knijpen te voorkomen.

それでは、次に、普通の人が普通に役立つ薬指の使い方をご紹介します。それは、薬指の爪に親指の腹を軽く触れるように置きます。力（ちから）は入れずにそのままの状態で過ごします。すると、肩の力は抜けていき、足の指先までぐぃーっと伸びていく感覚を味わい、今まで感じたことないような良好な感覚を味わいます。

　Vervolgens zal ik introduceren hoe je de ringvinger gebruikt die gewone mensen dagelijks kunnen gebruiken. Het zorgt ervoor dat de palm van je duim de nagel van je ringvinger licht raakt. Laat het zoals het is zonder enige moeite. Dan zal de spanning in je schouders verdwijnen en zul je het gevoel krijgen dat je je helemaal uitrekt tot aan je tenen.

　その効果は覿面（てきめん）です。
　Het effect is opmerkelijk.

発見当初の形
originele vorm van ontdekking

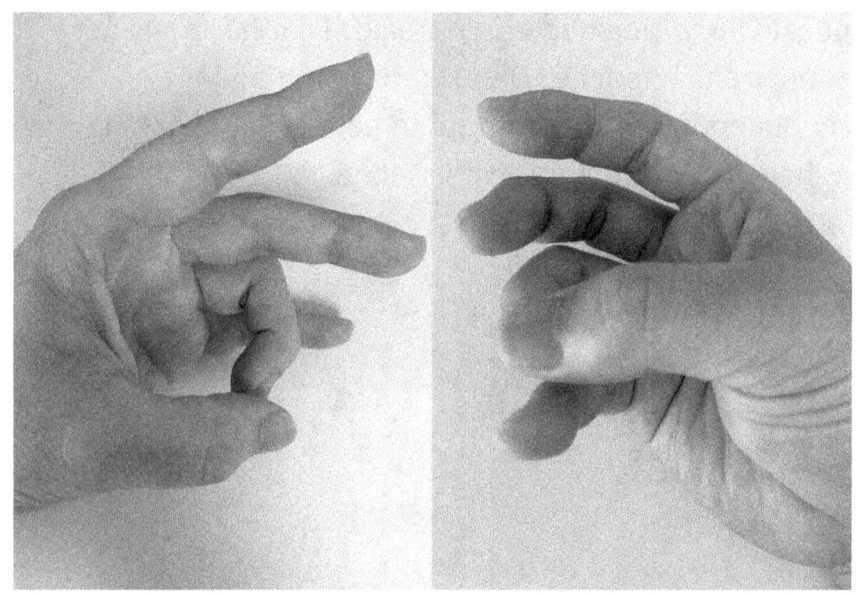

なれてくるとこうなりました。が、しかし、足の指先までぐぃーっと伸びるような感覚は減少して行きます。

Dit is wat er gebeurde toen ik eraan gewend raakte. Het gevoel van strekken tot aan de punt van de teen neemt echter af.

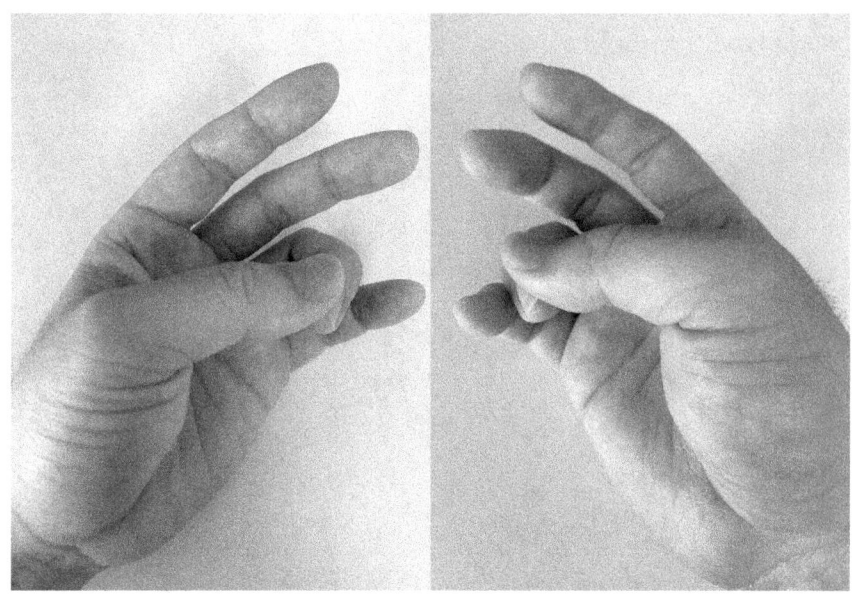

爪に当てずに指の腹同士にすると、反対のことが起こるような気がします。手がジンジンして、手が震えてくる感じ、興奮状態になっている気がします。注意が必要です。

Ik heb het gevoel dat het tegenovergestelde gebeurt wanneer ik de handpalmen van mijn vingers tegen elkaar leg zonder mijn nagels aan te raken. Ik heb het gevoel dat mijn handen tintelen, mijn handen trillen en het voelt alsof ik in een staat van opwinding ben. Je moet voorzichtig zijn.

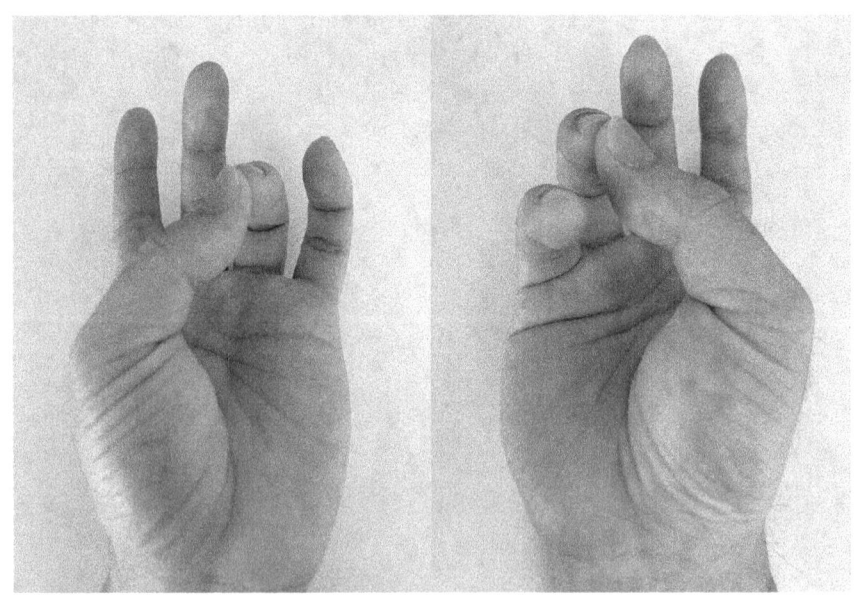

薬指の爪と皮膚に親指を触れるように添えると自然とピースになります。肩と首あたりまで守られているような感覚になりました。

　Als je je duim op de nagel en huid van je ringvinger legt, wordt het vanzelf een vredesteken. Ik had het gevoel dat mijn schouders en nek werden beschermd.

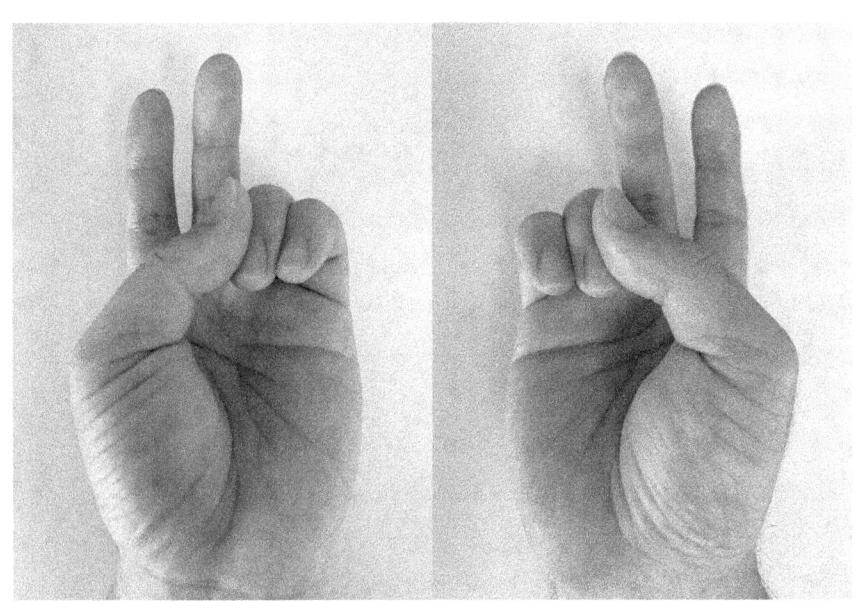

薬指の第一関節に親指の腹の先を軽く当て、親指が薬指の関節を触っている感覚がある状態を作ります。そして、親指の腹を薬指の爪に触れるように軽く置きます。本当に些細な違いですが、感覚的に大きな違いが生まれます。

　Raak het topje van de palm van uw duim licht aan tegen het eerste gewricht van uw ringvinger, zodat u voelt dat uw duim het gewricht van uw ringvinger raakt. Plaats vervolgens de palm van uw duim lichtjes zodat deze de nagel van uw ringvinger raakt. Het is een heel klein verschil, maar het maakt een groot verschil.

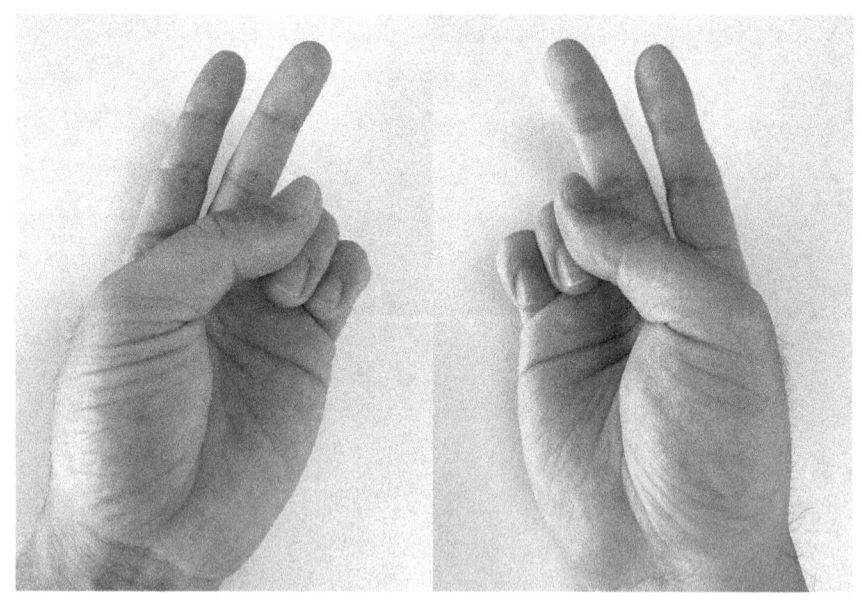

これ、スゴイって感動しています。
Ik ben hier zo van onder de indruk.

薬指の甲側（こうがわ）に親指の腹（はら）で触れると、全身の力が抜けていき、心まで安定していくような気がしました。副交感神経が優位の状態になっているのではないかと仮説を立てています。また、恐らくですが、薬指の手のひら側に親指の腹（はら）を置くと交感神経が優位の状態に働くのではないかと仮説を立てています。

Toen ik de achterkant van mijn ringvinger aanraakte met de palm van mijn duim, voelde ik mijn hele lichaam ontspannen en mijn hart voelde stabiel aan. Ik veronderstel dat het parasympathische zenuwstelsel in een dominante staat is. Misschien veronderstel ik ook dat het plaatsen van de palm van de duim op de palmzijde van de ringvinger ervoor zorgt dat de sympathische zenuwen in een dominante staat werken.

結果がすぐに欲しい場合、この形が有効だと思います。
Als je direct resultaat wilt, denk ik dat deze vorm effectief is.

あと、もう一つ、ご紹介しておきます。
Ik wil nog één ding voorstellen.

それは、薬指だけ、ほんの少し曲げる方法です。これだけです。これだけですが、意外に効果がある。効果覿面（こうかてきめん）とまではいかなくとも、ゆる〜く結果が出るタイプです。普段の何気無い仕草の中に取り入れるといいんだろうな。と思っています。
Het is gewoon een manier om je ringvinger een klein beetje te buigen. Alleen dit. Dit alleen is al verrassend effectief. Het is een type dat langzaam resultaten oplevert, zelfs als het niet effectief is. Het zou leuk zijn om het op te nemen in de gebruikelijke ongedwongen gebaren.

ナチュラルにリラックスします。
natuurlijk ontspannen

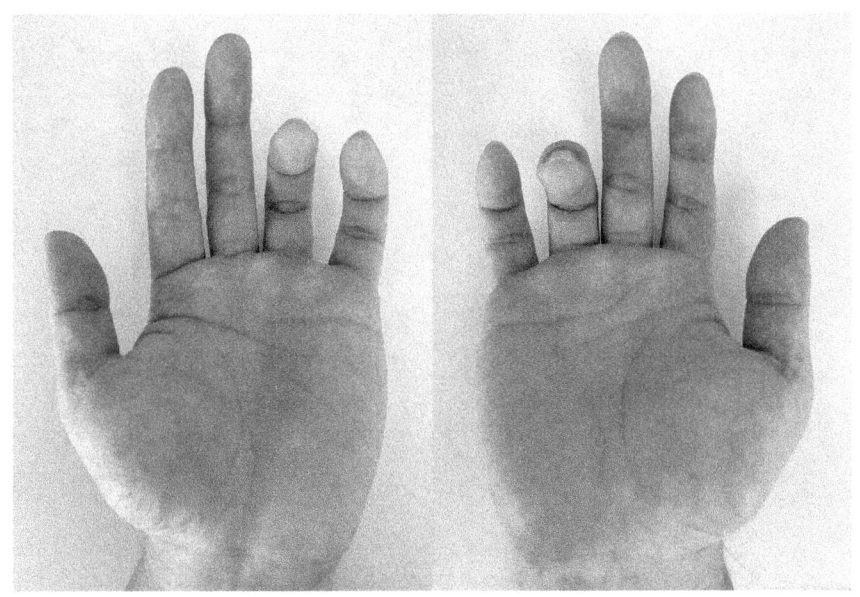

これが、薬指の秘密。リラックス法。体を脱力させる方法です。本当に困った時に思い出してみてください。

　Dit is het geheim van de ringvinger. relaxatie methode. Het is een manier om je lichaam te ontspannen. Probeer je te herinneren wanneer je echt in de problemen zit.

そんな中でも、教えの享受（きょうじゅ）は行われていきました。籠目（かごめ）の話や、閻魔（えんま）の話、膨大な情報量の啓示（けいじ）を受け、あまりの恐怖にメモを読む気さえ起こらない苦しみ、不安、恐怖を体験して、今でもそのメモを読もうとは思えません。

Toch bleef het genieten van de leringen. Het verhaal van Kagome, het verhaal van Enma, en de onthulling van een enorme hoeveelheid informatie, ik was zo bang dat ik niet eens zin had om de memo te lezen.

閻魔（えんま）の意味
Betekenis van Enma

見目麗（みめうるわ）しい、王冠（おうかん）、王妃（おうひ）、生命の実を授けられた者がたどる軌跡（きせき）。えんま、漢字にすると妙（みょう）に恐ろしくなりますが、本当の意味は、閻魔（みめうるわしい、度を越して一つのことに熱心な人）と言う意味となります。

Een prachtig traject gevolgd door kronen, koninginnen en degenen die de vrucht van het leven hebben gekregen. Enma is vreemd eng wanneer het in kanji wordt geschreven, maar de ware betekenis ervan is Enma (een mooi persoon die extreem enthousiast is over één ding).

そう言った意味も加味してお読み頂ければ幸いです。
Ik zou het op prijs stellen als u het met die betekenis zou kunnen lezen.

籠目（かごめ）の意味
Betekenis van Kagome

　籠目（かごめ）、文字にすると籠（かご）の目となります、平たく言うと六芒星（ろくぼうせい）です。三角形と逆三角形が交差した絵図柄（えずがら）を意味します。簡略的に伝えると光の図です。

　Kagome, als je het schrijft, zullen het de ogen van de mand zijn, en als je het vlak zegt, zal het een hexagram zijn. Het betekent een afbeeldingspatroon waarin een driehoek en een omgekeerde driehoek elkaar kruisen. In eenvoudige bewoordingen is het een diagram van licht.

籠目（かごめ）と呼ばれる六芒星をクローズアップ。
Een close-up van een zespuntige ster genaamd Kagome.

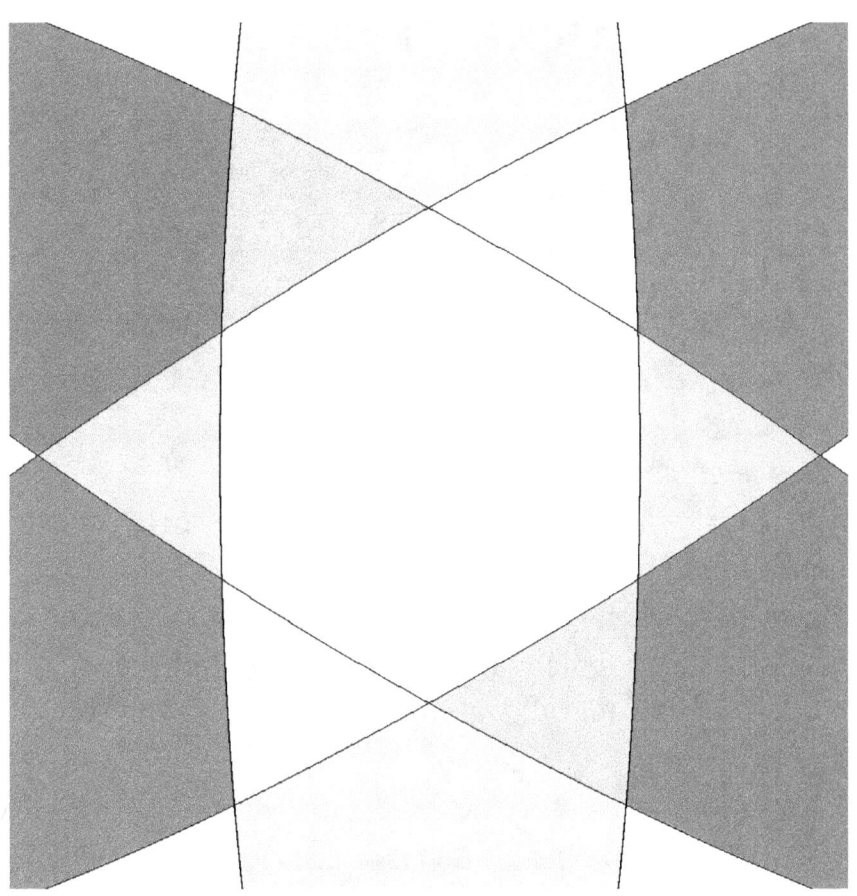

しかし、希望もあって、そんな酷（こく）な中でも、目には見えない感覚で感じる、世界も実在していて、やり方を間違えると、寒気や悪寒、さらには恐怖や不安を覚えるような苦しみを味わいます。

　Er is echter ook hoop, en zelfs in zo'n barre omgeving is er een echte wereld die je met je zintuigen kunt voelen. Als je het verkeerd doet, zul je koude rillingen ervaren, zelfs angst en angst.

　しかし、やり方さえ間違わなければ至福（しふく）と言いますか、極楽と言いますか、頭と心が共存する感覚とでも言いましょうか、心（ハート）と頭（マァーラ）が共存している感覚、体は脱力していて尚且（なおか）つ幸福感、至福感を味わい。天上の喜びを味わっているような様（さま）となりました。

　Als je echter geen fout maakt, kun je het gelukzaligheid, het paradijs noemen, het gevoel van denken in je hoofd en de geest van je hart die naast elkaar bestaan, het gevoel dat geest en gedachten naast elkaar bestaan, je lichaam ontspant. proef het gevoel van geluk en gelukzaligheid. Ik had het gevoel dat ik van hemelse vreugde genoot.

　その感覚を味わった時、これだ、これだ、これを味わっていたんだ。これを味わうためにアセンションを日々続けて来てたんだ。と弱気になっていた精神状態から回復して行く様（さま）を体感しています。

　Toen ik die sensatie had, ervoer ik dit, dit, dit. Ik heb hemelvaart dag in dag uit gedaan om dit te proeven. Ik heb het gevoel dat ik aan het herstellen ben van de mentale toestand die bearish was.

　しかし、ここで、重要になってくることがあります。理由はとかくわかりませんが、上昇気流（アセンション）を続けて行った結果、上昇気流（アセンション）依存症とも言えそうな状態へと移行していきます。
　Maar hier worden dingen belangrijk. Ik weet de reden niet, maar als gevolg van het voortzetten van de stijgende stroom, zal ik naar een staat gaan waarvan kan worden gezegd dat het een verslaving aan stijgende stroom (ascensie) is.

　そうなってくると、自分の意思とは関係なく、上昇気流（アセンション）が立て続けに起こっていき、昼夜を問わず起こり狂うようになっていきます。こうなってくると、自分では手に負えないと判断してしまい病院を頼るようになっていきました。
　Wanneer dat gebeurt, ongeacht je wil, zal de stijgende stroom (ascensie) snel achter elkaar plaatsvinden, en het zal gek zijn, ongeacht de dag of nacht. Toen dit gebeurde, besloot ik dat ik het niet alleen aankon en begon ik op het ziekenhuis te vertrouwen.

しかし、これには注意が必要です。お医者様は上昇気流（アセンション）体験をしたことない人達です。僕がいくら訴えても、頭のおかしいヤツにしか思いません。すぐに薬と療法に専念する話を持ちかけて来ます。僕は思いました。

Maar wees hier voorzichtig mee. De doktoren zijn mensen die nog nooit een ascentie-ervaring hebben gehad. Doktoren denken gewoon dat ik gek ben, hoeveel symptomen ik ook klaag. Uw arts zal u vragen u te concentreren op de medicamenteuze behandeling.

自分に対して次のことを問いかけます。
Vraag jezelf:

あなたはアセンションを他人に理解出来るほどの説明力を持っていますか？僕の答えはNOでした。ですので、医者に頼っても答えは導き出されません。辛抱（しんぼう）強く自らの体と対話して対処法を構築して行くしか方法はございません。

Ben je beschrijvend genoeg om Ascentie begrijpelijk te maken voor anderen? Mijn antwoord was NEE. Dus zelfs als ik op artsen vertrouw, krijg ik niet het antwoord dat ik wil. Er zit niets anders op dan geduldig met je eigen lichaam te overleggen en een coping-methode op te bouwen.

しかし、現代であれば、その対処法は書物を通じて知り得ることができます。対策は可能ですし、少し良くなって、あの方法は正しいかどうかを検証していき、して良い方法と、

してはならない方法の分別をつけて行くと、次第に答えが見えて来たりします。

In de moderne tijd kun je er echter door middel van boeken mee leren omgaan. Tegenmaatregelen zijn mogelijk, en als het wat beter gaat gaan we kijken of die methode klopt of niet, en als we onderscheid maken tussen wat wel en niet moet, komt het antwoord gaandeweg in zicht.

僕の場合、運良く本に恵まれ、運良く自分の生活パターン、思考パターン、行動パターンを検証することが出来ました。そういったことができるようになってくると、それまでの苦しみや寒気や悪寒や恐怖や不安などを少しづつ軽減できるようになり、冷静さを取り戻すに至（いた）りました。

In mijn geval was ik gelukkig gezegend met boeken en gelukkig kon ik mijn levenspatroon, denkpatroon en gedragspatroon verifiëren. Toen ik dat eenmaal kon doen, was ik in staat om geleidelijk de pijn, rillingen, angst en angst die ik tot dan toe had ervaren te verminderen, en kreeg ik mijn kalmte terug.

そして、わかってきたことがございます。どうやら、片方だけを上昇させると、閻魔［えんま］（王冠、豆）の判断によって、苦しみがもたらされ、寒気や悪寒、恐怖や不安が、表面化して苦しみを味わうようになっているようです。

En ik heb iets geleerd. Blijkbaar, als slechts één kant wordt verhoogd, zal lijden worden veroorzaakt door het oordeel van Enma (kroon, boon), en rillingen, angst en bezorgdheid zullen naar boven komen en lijden ervaren.

片方だけではなく、両方を上昇させれば、なぜだかわからないですが、極上の至福、極楽を味わえるようになっているようです。

Ik weet niet waarom, maar door beide kanten op te tillen in plaats van slechts één kant, kun je genieten van de ultieme gelukzaligheid en het paradijs.

が、しかし、これからも検証は必要だと自認しながら評価すると、極楽と地獄は表裏一体となっていて、その者の持つ思考パターン、行動パターン、生活パターンによって、どちらにも転び得るようになっていると言うことだけ見えてきました。

Als je het echter evalueert en toegeeft dat verdere verificatie nodig is, zijn het paradijs en de hel twee kanten van dezelfde medaille. Ik kon alleen maar zien dat het mogelijk was om in het een of het ander te vallen, afhankelijk van het denkpatroon, het gedragspatroon en het levenspatroon van de persoon.

僕が今、得ている、思考パターンを説明します。**目に見えないものを追いかけるようになったら、そのことにいち早く気づいて、目に見えるものを追いかける姿に戻ります。**と自らに宣言することです。

Ik zal het denkpatroon uitleggen dat ik nu krijg. Als je de onzichtbare wereld gaat najagen, wees dan de eerste die het opmerkt en zeg tegen jezelf dat je de zichtbare wereld zult najagen.

これにより、過去の記憶に紐付（ひもづ）いた空想や妄想から脱却（だっきゃく）できます。また、反対のありもしない未来の空想や妄想からも脱却できます。

　Hierdoor kun je ontsnappen aan de fantasieën en wanen die verband houden met herinneringen uit het verleden. Het stelt je ook in staat om los te komen van de fantasieën en wanen van de tegenovergestelde niet-bestaande toekomst.

　これは今は仮説ですが、いたずらに至福を望み、妙な空想や妄想をすることなく、ありのままの至福を味わい、腹八分目の極楽を享受できるようになるのではないかと考えているわけです。おそらく、その一線を越えると、苦しみや、寒気や悪寒、恐怖や不安を味わうようにできているのかもしれません。

　Dit is slechts een hypothese, maar ik denk dat we 100% van het paradijs kunnen genieten door te genieten van geluk zoals het is, zonder onnodig geluk te wensen en zonder vreemde fantasieën en waanideeën. Misschien zijn we ontworpen om lijden, rillingen en rillingen, angst en bezorgdheid te ervaren wanneer we die grens overschrijden.

とりあえず、そう言うことが、少しわかってきたので、ご報告と説明をさせていただきます。

Voorlopig heb ik daar een beetje begrip voor, dus ik zal verslag uitbrengen en uitleggen.

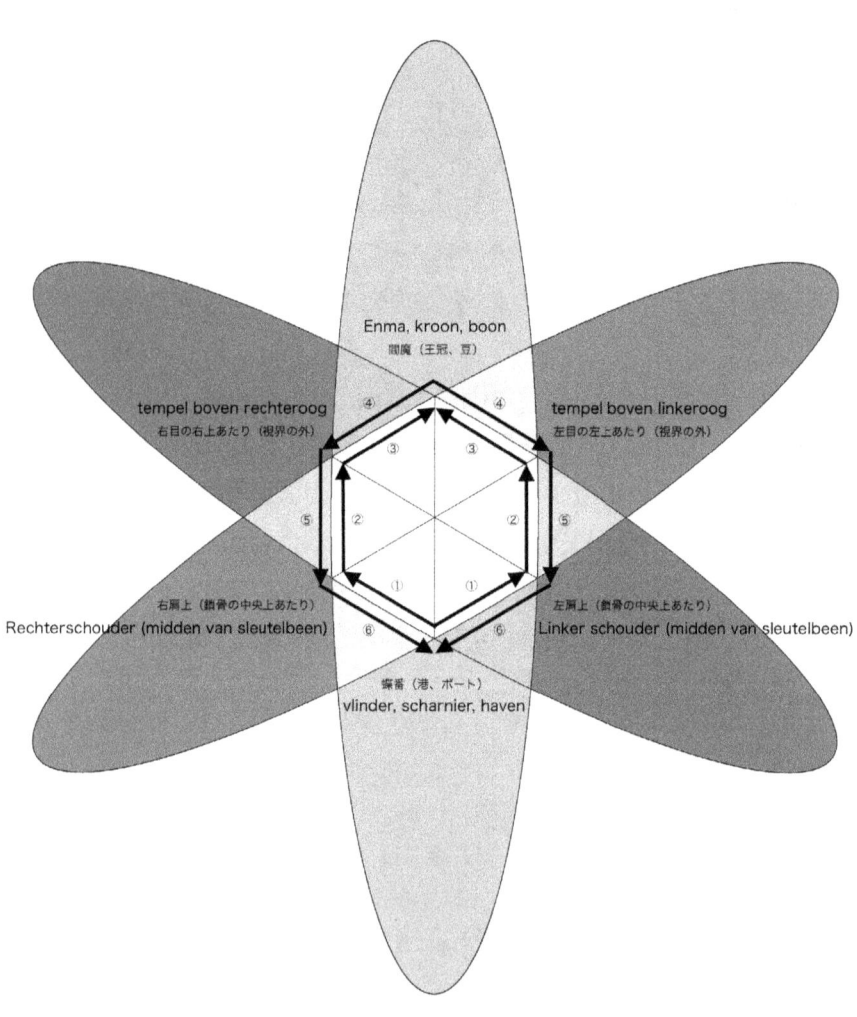

蝶番［ちょうつがい］部分（港やポートと書かれている部分）が出発点です。そして、左右の航路（こうろ）を同時にたどって行き、閻魔［えんま］部分（王冠、豆）と呼ばれる目的地に進んで行きます（数字表記で言う１、２、３を順に左右同時にたどっていきます）。

　Het "scharnier"-gedeelte (het gedeelte dat wordt geschreven als "haven, poort") is het startpunt. Vervolgens volgen ze tegelijkertijd de linker- en rechterroute en gaan naar de bestemming die het Enma-deel wordt genoemd (kroon, boon). (De nummers 1, 2 en 3 worden tegelijkertijd links en rechts in volgorde getraceerd.)

　これにより、ハートのエネルギーが頭のエネルギーへと意図的に上昇して行きます。そして、てっぺんまで行くと閻魔の判断を待ちます。閻魔の判断が出たら、左右の航路を同時にたどっていき、蝶番部分（港、ポート）へと戻って行きます（数字表記で言う４、５、６を順に左右同時にたどっていきます）。

　Dit verplaatst opzettelijk de hartenergie naar de schedelenergie. En als je de top bereikt, wacht je op Enma's oordeel. Wanneer Enma een beslissing neemt, volg dan tegelijkertijd de linker- en rechterroute en keer terug naar het scharnierdeel (haven, poort). (4, 5 en 6 in numerieke notatie worden tegelijkertijd links en rechts in volgorde getraceerd)

これにより、頭のエネルギーがハートのエネルギーへと意図的に下降して行きます。そして、極上の至福や極楽を味わうようになるのです。この方法を過（あやま）つと、苦しみ（寒気、悪寒、恐怖、不安）に変わるので注意が必要です。

Dit zorgt ervoor dat de energie van het hoofd opzettelijk afdaalt in de energie van het hart. En u zult de fijnste gelukzaligheid en het paradijs kunnen proeven. Als je deze methode niet volgt, zal het lijden worden (rillingen, angst, angst), dus wees voorzichtig.

　あっ、そうそう、蝶番（ちょうつがい）の部分（港、ポート）。その位置がどこにあるのか、これは、私の主観でお話をします。このままの書き方ではハートの中心のように取られてしまいかねません。心房（しんぼう）や心臓（しんぞう）と、とらえられがちかと思います。

　Ah, ja, het "scharnier" gedeelte (haven, poort). Ik zal het hebben over waar die positie is gebaseerd op mijn subjectiviteit. Als je het schrijft zoals het is, kan het worden genomen als het centrum van het hart. Ik denk dat het vanuit medisch oogpunt gemakkelijk is om het als een hart te zien.

　が、しかし、私の感覚では、ちょっと上の方なんですね。
In mijn zin is het echter iets boven het hart.

　感覚で感じる感覚が蝶（ちょう）みたいな感覚があるため蝶番（ちょうつがい）と表現して進めさせていただいています。

Omdat het gevoel dat ik met mijn zintuigen voel als een "vlinder" is, druk ik het uit als een "scharnier".

医学的な臓器（ぞうき）で説明すると、心臓の上あたりにある胸腺（きょうせん）なのではないかと私はとらえています。

In termen van medische organen, geloof ik dat het de thymus is die zich boven het hart bevindt.

実際、目では確認できないところに、おもしろみがあります。

Het interessante is dat je het niet met je ogen kunt zien.

また、閻魔［えんま］（王冠、豆）の部分。その位置がどこにあるのか、これも、私の主観でお話をします。王冠って表現すると、頭蓋骨（ずがいこつ）の頭頂骨（とうちょうこつ）と頭頂骨をつなぐ矢状縫合（しじょうほうごう）された広範囲な部分を連想されるかもしれないと思ったため、豆とも表現しています。

Ook het deel van Enma (kroon, boon). Ik zal ook praten over waar die positie is vanuit mijn subjectieve oogpunt. Ik dacht dat als ik de kroon zou uitdrukken als een kroon, ik het zou associëren met het brede cirkelvormige deel dat de wandbeenderen van de schedel verbindt met een sagittale hechtdraad, dus ik drukte het ook uit als een "boon".

豆は、上昇気流（アセンション）を続けていって、苦しみ抜いた先に現れ出でます。言葉では、まったく説明がつかないため、医学的な表現で説明すると、頭蓋骨（ずがいこつ）にある前頭骨（ぜんとうこつ）と左右の頭頂骨（とうちょうこつ）との間にある縫合（ほうごう）を冠状縫合（かんじょうほうごう）と呼びます。

　Lijden ontstaat als gevolg van het voortzetten van de opwaartse stroom (ascensie). De "bonen" zullen verschijnen aan het einde van het lijden. Woorden kunnen het helemaal niet verklaren, dus in medische termen wordt de hechtdraad tussen het frontale bot en de linker en rechter pariëtale botten in de schedel de coronale hechtdraad genoemd.

　その冠状縫合（かんじょうほうごう）と矢状縫合（しじょうほうごう）が交わるポイントを豆の位置、閻魔［えんま］（王冠、豆）の位置と表現させて進めさせていただきます。
　Het punt waar de coronale hechtdraad en de sagittale hechtdraad elkaar kruisen, wordt uitgedrukt als de positie van de boon, of de positie van Enma (kroon, boon).

　これも胸腺（きょうせん）と同様で、実際、目では確認できないところに、おもしろみがあります。
　Dit is ook vergelijkbaar met de thymus, en het is interessant dat het niet met het blote oog kan worden bevestigd.

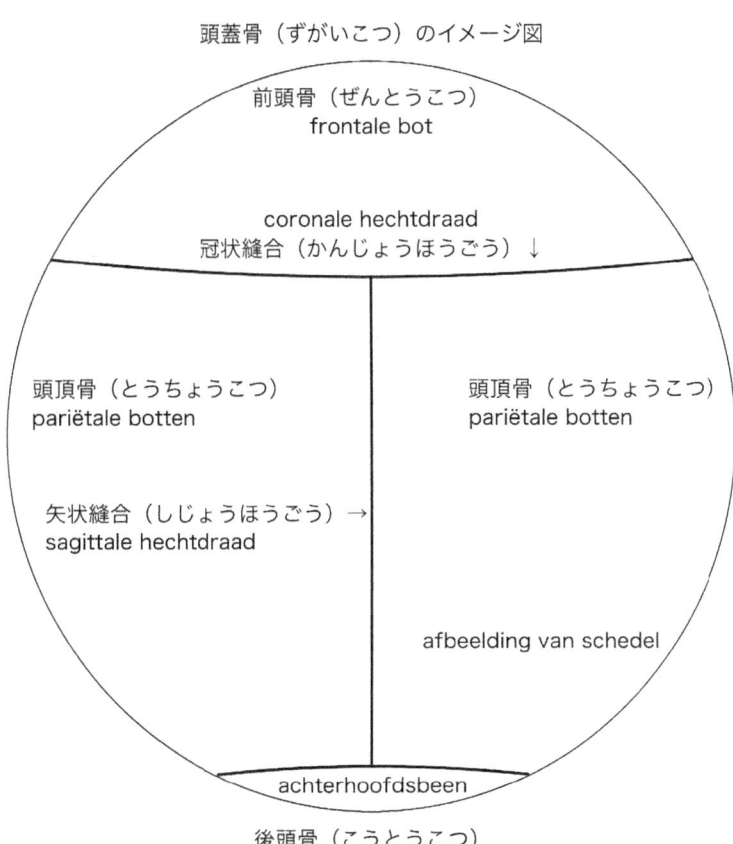

また、閻魔（えんま）と呼ぶ理由は、その王冠、豆の存在の判断を待（ま）つ行為（こうい）が、その昔読んだ西遊記やドラゴンボールなどに出てくる閻魔の絵図柄（えずがら）に酷似（こくじ）していたため、そう呼ばせていただいています。

De reden dat het Enma wordt genoemd, is omdat het wachten op het oordeel over het bestaan van de kroon en de bonen sterk lijkt op het beeld van Enma dat verschijnt in Journey to the West en Dragon Ball, dat ik lang geleden heb gelezen.

蝶番［ちょうつがい］（胸腺（きょうせん））から順をなして生命エネルギーが列を成して並んで昇（のぼ）っていく姿に、その物語たちが連想されて、よく似ていると思いました。

Ik vond het erg lijken op het verhaal van hoe de levensenergie in volgorde opstijgt vanuit het scharnier (thymus) op een rij.

また、この呼び名は個人的主観であって、別の呼び名であってもいいと思っています。頭のてっぺんのことを最後の審判と呼ぼうが、胸の中心のことを港から出る箱舟と呼ぼうが、呼び名は、なんでもいいと思います。

Deze naam is ook een persoonlijke subjectiviteit, en ik denk dat het een andere naam kan zijn. Of je nu de top van je hoofd het Laatste Oordeel noemt of het midden van je borst de Ark die de haven uitvaart, ik denk dat je het alles kunt noemen.

重要なのは、胸腺（蝶番、港、ポート）のエネルギーを左右両方から昇らせて、頭のてっぺん（閻魔、王冠、豆）の判断を待ち、判断が出てから、そのエネルギーを左右両方へと降ろしていき、故郷（ふるさと）でもある胸腺（蝶番、港、ポート）へとエネルギーを戻します。

Het belangrijkste is om de energie van de thymus (scharnier, haven, poort) zowel van links als van rechts te laten stijgen en te wachten op het oordeel van de bovenkant van het hoofd (Enma, kroon, boon). Nadat de beslissing is genomen, laat u de energie van zowel de linker- als de rechterkant afdalen en terugbrengen naar de thymus (scharnier, haven, poort).

　このことをポートランドやユートピアと呼んでも差し支（つか）えはないと自負（じふ）しております。また、呼び名について決め込まない方が後の人の世に栄光を与えるのではないかと考えています。

Ik denk dat het veilig is om dit Portland of Utopia te noemen. Daarnaast geloof ik dat het niet beslissen over een vaste naam glorie zal geven aan de toekomstige generaties.

こんなことを考えてるから、**目に見えないものを追い求めている姿となり、そのことに気が付いたならば、今こそ目に見えるものを追いかける姿に戻ります。**と、この文章を執筆しながら、宣言させていただきます。

Als ik hieraan denk, lijkt het alsof ik de onzichtbare wereld achterna zit. Als je je dat realiseert, is dit het moment om terug te keren naar het najagen van de zichtbare wereld. Ik zal een verklaring afleggen terwijl ik deze zin schrijf.

　このやり方であれば今のところ、問題なく極上の至福と言いますか、極楽を味わえています。とりあえず、安心している様子です。

Met deze methode kan ik tot nu toe zeggen dat het zonder problemen het ultieme geluk is. Voorlopig voel ik me veilig.

　この記事を公開に踏み切った理由は、クリスタルヒーリングなどの上昇気流（アセンション）を助長させるヒーリングを学んで日々実践している人で、尚且（なおか）つ、上昇気流（アセンション）を体験していて、上昇気流（アセンション）依存症的な状況に苦悩している方がいたら、その方の解決策や救済策の一つとなれば、僕みたいに苦しまなくて済むのではないかと考えて公開に踏み切りました。

Ik wil graag uitleggen waarom ik heb besloten dit artikel te publiceren. Iemand die genezing heeft geleerd en beoefend, zoals kristalgenezing die ascentie op dagelijkse basis bevordert, heeft ascentie ervaren en lijdt aan een ascentieafhankelijke situatie.Sommige mensen doen dat. Ik besloot het openbaar te maken omdat ik dacht dat als het een van de oplossingen en remedies zou kunnen zijn voor degenen die lijden, ze niet zouden hoeven te lijden zoals ik.

　また、上昇気流（アセンション）と表現せずに、ヨーガの世界ではクンダリーニの上昇と呼ばれていたりもします。ですから、クンダリーニ症候群などでお困りの方の解決策や、救済策となれれば本望です。

　Ook wordt het, in plaats van het uit te drukken als een oplopende stroom (ascensie), soms de ascensie van de Kundalini genoemd in de wereld van yoga. Daarom is het mijn oprechte hoop dat het een oplossing of remedie kan zijn voor degenen die last hebben van het Kundalini-syndroom.

また、これを機に上昇気流（アセンション）に興味が湧（わ）かれた方がいらっしゃいましたら、まず一つ、忠告（ちゅうこく）をさせていただきます。通常、上昇気流（アセンション）を説明されている方は快楽が得られるんだと、主張して勧誘（かんゆう）をしています。または、至福を味わってみないかと誘（さそ）いがかかるかもしれません。

Ook als je bij deze gelegenheid geïnteresseerd bent in de opwaartse luchtstroom (hemelvaart), zou ik je graag één advies willen geven. Degenen die de opstijgende luchtstroom (ascensie) verklaren, nodigen je uit door te beweren dat je plezier kunt krijgen. Of u kunt worden uitgenodigd om te genieten van gelukzaligheid.

　が、しかし、注意が必要です。その快楽と引き換えに極上の地獄も用意されています。生死を彷徨（さまよ）う絵図らもようともなりかねないため、正直、上昇気流（アセンション）させる方法を気安く人におすすめする気はございません。

Maar pas op. In ruil voor dat plezier wordt ook de fijnste hel bereid. Om eerlijk te zijn, voel ik me niet op mijn gemak om de methode van ascentie aan mensen aan te bevelen, omdat het een beeld van leven en dood kan zijn.

　経験上、おすすめする気にもなれません。
Op basis van mijn ervaring zou ik het niet aanraden.

ですから、上昇気流（アセンション）を助長するような、作法を行っていった先には、寒気や悪寒や恐怖感や不安感などを味わってしまい生死を賭（か）けた展望へと誘（いざな）われてしまいます。その地獄を味わってでも極上の至福を味わってみたいと思われる方であれば良いのですが、そうでないのであれば、絶対に手を出さない方が得策です。

　Daarom, als je manieren beoefent die ascentie bevorderen, zul je koude rillingen, angst en bezorgdheid ervaren en zul je worden uitgenodigd voor een vooruitzicht op leven of dood. Het is prima als je de ultieme gelukzaligheid wilt ervaren, zelfs als je de hel ervaart, maar als je dat niet doet, is het beter om het niet aan te raken.

　ここは念をおして言っておきます。
　Hier is mijn advies.

また、それでも上昇気流（アセンション）体験をしてみたい方がいらっしゃいましたら、地獄を味わう覚悟と、一切の責任はお客様自身にあることをここに明記して進ませていただきます。

Ook, als je nog steeds de updraft (ascentie) ervaring wilt ervaren, zullen we hier duidelijk aangeven dat je bereid bent om de hel te ervaren en alle verantwoordelijkheid ligt bij jou.

また、その後に起こるお客様の身体への保証は一切致しません。お客様の自己判断で自己責任でお進みくだされはと思います。

Daarna geven we geen garanties aan het lichaam van de klant. We vragen u om naar eigen goeddunken en op eigen risico te werk te gaan.

上昇気流（アセンション）させる方法を今回ご紹介しますが、私 Mr. Takashi 2baki は、ご紹介する作法によって生まれる、ありとあらゆる現象に対しての一切の責任を負いません。予めご了承ください。お客様の自己責任でお願いします。

Ik zal je laten zien hoe je een opwaartse luchtstroom (ascensie) doet. Ik (Mr. Takashi 2baki) neem echter geen enkele verantwoordelijkheid voor alle verschijnselen die worden veroorzaakt door de manieren die hier worden geïntroduceerd. Doe dit alstublieft op eigen risico.

このことを同意頂けた方のみ、先へお進みください。
Ga alleen verder als u hiermee akkoord gaat.

まえがき
VOORWOORD

　※注意事項：上昇気流（アセンション）が頭蓋（ずがい）の中まで起こるようになって来ますと、精神的に朦朧（もうろう）とした状態となります。起きてるのか眠ってるのか、よく判（わか）らない状態となり、瞑想（めいそう）しなくても瞑想している様な状態を体験します。

　*Let op: Wanneer de stijgende luchtstroom (ascensie) de binnenkant van de schedel bereikt, wordt het mentaal chaotisch. Je zult niet weten of je wakker bent of slaapt, en je zult een staat van meditatie ervaren, zelfs als je niet mediteert.

　また、上昇気流（アセンション）のやり方を間違えてしまっている場合や、やってはいけない作法をしている状態（思考パターン、行動パターン、生活パターンなど）の場合や、特に初めての体験の場合は、寒気や悪寒や恐怖感や不安感を自ら作り出しやすい状態となっていきます。

　Als je een fout hebt gemaakt in de manier van opstijgen (ascensie), of als je iets doet dat niet zou moeten worden gedaan (denkpatroon, actiepatroon, levenspatroon, enz.), vooral als het je eerste ervaring is, mag je koude rillingen en rillingen ervaart U zult waarschijnlijk uw eigen gevoelens van angst en ongerustheid creëren.

多感で敏感（びんかん）で些細（ささい）なことにでも反応してしまう体の状態となり、心も体もバランスを崩（くず）しやすい状態になっていく可能性がございます。この状態になりますと特に注意が必要です。

　Het is mogelijk dat je lichaam gevoelig en gevoelig wordt, reageert op zelfs triviale dingen, en dat je lichaam en geest gemakkelijk uit balans raken. In deze situatie moet speciale aandacht worden besteed.

本編
HOOFDVERHAAL

　これより、上昇気流（アセンション）をスムーズに進めるためのヒーリングの仕方をご紹介します。焦（あせ）らずにゆっくりと進めて行くことを推奨（すいしょう）しております。実際に、お客様が閻魔（えんま）の話にたどり着くまでには幾多（いくた）の年月がかかることになります。僕の話をするとヒーリングを始めて、ちょうど２年と１０ヶ月かかっております。ですので、３年はかかると思っていただいて結構です。

　Vanaf hier zullen we introduceren hoe je kunt genezen om de opstijgende luchtstroom (ascensie) soepel te bevorderen. We raden u aan langzaam te werk te gaan zonder te haasten. Het zal zelfs vele jaren duren voordat klanten het verhaal van Enma begrijpen. Vanuit mijn oogpunt is het precies 2 jaar en 10 maanden geleden dat ik begon met genezen. Daarom is het prima om te denken dat het drie jaar zal duren.

　また、最初の上昇気流（アセンション）が起こるようになるまでにも、幾月（いくつき）か時間がかかります。
　Het zal ook enkele maanden duren voordat de eerste opwaartse stromingen (hemelvaart) plaatsvinden.

僕の場合で、3ヶ月から半年かかっております。ですので、気長に続けて行かれることをおすすめします。

In mijn geval duurde het 3 tot 6 maanden. Daarom raad ik je aan om door te gaan.

また、この時に必要となる力（ちから）が三つほどございます。それは、見えたり聞こえたり感じたりする感覚を抗（あらが）わずに進んで体験していく想像力と。今、この体に何が起きているのかを注意して感じ取り観察して見ていく観察力と。継続（けいぞく）してヒーリングを続けていける並々ならぬ熱意とも呼ばれる熱中力です。この三つがあれば、きっと、たどり着けることでしょう。

Ook zijn er op dit moment drie krachten nodig.
・ Het is de verbeelding die het zintuig van zien, horen en voelen gaat ervaren.
・ De kracht van observatie om te observeren en te observeren wat er nu in dit lichaam gebeurt.
・ Het is het vermogen om te blijven genieten van genezing, het buitengewone enthousiasme en de kracht van enthousiasme, ook wel enthousiasme genoemd.

Met deze drie zul je waarschijnlijk de opwaartse stroming (hemelvaart) kunnen bereiken.

上昇気流（アセンション）が起こるようになってからは、その現象に、ときめくことになると思います。すっごく初々（ういうい）しく楽しい時期に入って行きますので、いっぱい楽しんであげてください。

Nadat de stijgende luchtstroom (ascensie) begint op te treden, denk ik dat het fenomeen je hart zal doen fladderen. Het wordt een heel frisse en leuke tijd, dus geniet er maar met volle teugen van.

それでは、基本となるヒーリングを伝授します。
Laat me je nu de basis van genezing leren.

今回は特別に私が伝授を受けたそのままの原文でご紹介、差し上げます。
Deze keer zal ik u de originele tekst voorstellen en geven die ik de instructie heb ontvangen.

クリスタルヒーリング
KRISTAL GENEZING

クリスタルヒーリングの伝承者はこう語られました。
Een voorstander van kristalgenezing zei:

あなたの惹（ひ）かれるクリスタル（石）を選んで下さい。そして深い呼吸をして、目を閉じて、その石を私のハートに持っていきます。あなたのハートに両手であてがって下さい。
Kies het kristal (steen) waar je je toe aangetrokken voelt. Dan haal ik diep adem, sluit mijn ogen en breng de steen naar mijn hart. Leg beide handen op je hart.

息を吸うときには、石の存在に、どうぞお越（こ）し下さい。と言ってハートに歓迎（かんげい）する気持ちで迎（むか）え入れます。息を吐くときには私がこの石の存在の方に、抱（いだ）く愛と友情を、どうぞ、お受け取り下さい。と言って与えます。

Terwijl je inademt, verwelkom je de aanwezigheid van de steen in je hart door te zeggen: "Kom binnen." Terwijl ik uitadem, geef ik de liefde en vriendschap die ik heb aan deze steen door te zeggen: "Accepteer het alsjeblieft."

そして、数回呼吸をするごとに、今の気持ちの交流をやります。何度も繰り返すうちにエネルギーが循環しているというのがだんだん感じてきますので、それまで、呼吸をして、気持ちを伝えていきます。

Wissel dan, na elke paar ademhalingen, je huidige gevoelens uit. Als je het steeds weer herhaalt, zul je geleidelijk voelen dat de energie circuleert, dus tot die tijd adem je en breng je je gevoelens over.

で、その石の存在の方を歓迎（かんげい）するのと同じくらい重要で、石に対して、愛の気持ちと、感謝の気持ちを捧（ささ）げるというのは、とても重要なことです。

Het is dus net zo belangrijk om het bestaan van de steen te verwelkomen, en het is heel belangrijk om het gevoel van liefde en dankbaarheid aan de steen te geven.

なぜ、重要かと言いますと、この愛と感謝の気持ちというのは、それによって石が滋養（じよう）を受けるのですね。栄養を受け取ります。愛と感謝の気持ちというのは、地球に対しても大変良いメリットを与えます。栄養を与えることになるのです。

De reden waarom het belangrijk is, is dat dit gevoel van liefde en dankbaarheid de steen voedt. De steen krijgt voeding. Gevoelens van liefde en dankbaarheid zijn ook zeer gunstig voor de planeet. Het zal de aarde voeden.

その気持ちを持って交流していくと、だんだん、そのエネルギーが大きくなっていきます。そうすると、向こうからもフィードバックして、その都度（つど）に加算されて、その都度（つど）に大きくなっていきます。

Wanneer je met dat gevoel omgaat, zal de energie geleidelijk toenemen. Vervolgens wordt elke keer feedback van de andere kant toegevoegd en wordt het elke keer groter.

そして、サーキュレーションして大きくなってくると、渦巻状（うずまきじょう）に大きくなってきて、アセンションするためのパターンの一つが出来上がります。まもなく、この石の存在の方と共に瞑想（めいそう）します。そして、その存在と出会って感じていただくというのをやります。

En terwijl het circuleert en groeit, spiraalt het naar buiten en vormt een van de patronen voor Ascentie. Binnenkort ga je mediteren met dit stenen wezen. En ik zal het doen om dat bestaan te ontmoeten en te voelen.

そして、先程のように呼吸しながら、気持ちを伝えて、その都度（つど）エネルギーを受け取り、与えて、それをハートでやっているうちに、だんだん、石の存在がハートの中に

きて、ハートの中でイメージを見せてくれることがありますので、それを体験してみて下さい。

Dan, terwijl je ademt zoals voorheen, je gevoelens overbrengt, elke keer energie ontvangt en geeft, en het met je hart doet, zal geleidelijk aan het bestaan van de steen in je hart komen, en in je hart. Je kunt misschien iets zien als een afbeelding, dus beleef het alstublieft.

で、その石の存在のイメージがハートの中で見えてきたら、質問をします。「あなたの本質、性質はどういうものですか？そして、私はあなたと一緒にどういうことを共に生み出していくことが出来ますか？」

Stel dan een vraag als je het beeld van het bestaan van de steen in je hart ziet. "Wat is jouw aard en wat kan ik met jou co-creëren?"

で、その時の石の存在からの返答というのは、何かを見せてくれるかもしれません。何かを見せられるかもしれません。本人の姿という形でイメージを送ってくるかもしれません。あるいわ、お願いします。と言ったら、だんだん、こう景色が変わってジャーニーの旅路に、いろんなところに連れていってくれるかもしれません。

Dus de reactie van het bestaan van de steen op dat moment kan ons iets laten zien. Aan de aanwezigheid van de steen kun je misschien iets zien. Het kan u een afbeelding sturen in de vorm van een persoonlijk wezen van een steen. Met andere woorden, als u zegt: "Alstublieft, alstublieft", zal het landschap geleidelijk veranderen en kunt u tijdens uw reis naar verschillende plaatsen worden gebracht.

　そして、イメージ、もしくは、ヒーリング、感覚でこんな感じってのが来た時というのは、自分でこさえないで、だんだん大きくなるように、もっと見せてください。という感じで、委（ゆだ）ねて、大きく強くさせていってください。そして、起きたことはメモにとると良いでしょう。

En als je een beeld hebt, of genezing, of zo'n gevoel, verzet je dan niet tegen jezelf, laat het geleidelijk groeien, laat het groeien en vertrouw het met dat soort gevoel toe, laat me alsjeblieft groot en sterk zijn. En noteer wat er is gebeurd.

　それでは、目を閉じて、用意をします。そして、呼吸に集中、石をハートのあたりに置いて下さい。ハーっと息を吐きワークを開始して下さい。

Sluit nu je ogen en maak je klaar. Concentreer je dan op je ademhaling en plaats de steen om je hart. Haal diep adem en begin te werken.

瞑想（めいそう）を終わらせる時は、石の存在達に感謝を伝えましょう。感謝が終わったら、ゆっくりと整えてこちらにお戻り下さい。
Bedank aan het einde van de meditatie de innerlijke wezens van de steen. Als je klaar bent met bedanken, bereid je dan langzaam voor en kom hier terug.

終わったら、忘れないうちにメモをとると良いでしょう。私の本はこのメモから作られています。
Als u klaar bent, is het een goed idee om aantekeningen te maken voordat u het vergeet. Mijn boek is gemaakt van deze memo.

今の体験によってハートに良い感覚が来た方はいらっしゃいますか？
Is er iemand die door deze ervaring een goed gevoel in zijn hart heeft gekregen?

このハートの中で感じている、良い感覚は、深い自己、ディープセルフが動き出している、その感覚なんです。
Het goede gevoel dat je in dit hart voelt, is dat gevoel dat je diepe zelf in beweging is.

そして、特に重要となるのが、次のヒーリングです。
En vooral de volgende healing is belangrijk.

深い自己、ディープセルフと出会うというプロセスを行っていただきます。
Je gaat door het proces van het ontmoeten van je diepe zelf.

深い自己（ディープセルフ）との出会い方
HOE JE JE DIEPE ZELF KUNT ONTMOETEN

クリスタルヒーリングの伝承者はこう語られました。
Een voorstander van kristalgenezing zei:

ハートの中に洞穴（ほらあな）が口を開けているイメージを見てください。洞穴の口から下に下降していくようになります。どんどん下に降りて行って底辺のところまで降りて行ってください。

Zie de afbeelding van een grotopening in het midden van je borst, in je hart. Het begint af te dalen vanaf de monding van de grot. Blijf naar beneden en naar beneden gaan totdat je de bodem bereikt.

そして、底辺までたどり着いたら、周りを見渡してください。わずかな光がそこにあります。じーっと見ていると扉が見えてきます。扉を見ているとあなたの名前が書いてあります。その扉が見つかったらノックしてください。扉を開いて中に入ります。

En als je de bodem bereikt, kijk dan om je heen. Er is een beetje licht. Als je goed kijkt, zie je de deur. Je naam staat op de deur geschreven. Klop op de deur als je hem vindt. Open de deur en ga naar binnen.

そこに誰かが立っています。あなたの内側の深い自己。この存在と出会いましたら、あなたの愛と友情を提供して差し上げてください。そして、あなたのハートの底辺にある扉を開けてくれてありがとうと伝えてください。

daar staat iemand. je innerlijke diepe zelf. Bied je liefde en vriendschap aan wanneer je dit innerlijke wezen ontmoet. En zeg bedankt voor het openen van de deur uit de grond van je hart.

そして、その方に質問をします。私に何をお伝えしたいですか？そして、そのことに関して、私には、何ができますか？と聞いてください。

en stel hem een vraag. wat wil je dat ik zeg. En wat kan ik eraan doen? Luister naar je diepe zelf.

その後に何が起ころうと、抗（あらが）うことなく委（ゆだ）ねて起こるがままにしてください。

Wat er daarna ook gebeurt, laat het gebeuren zonder weerstand.

そして、あなたは来た道をたどって、ハートのところまで戻っていき、休憩をしてください。

Dan ga je terug zoals je gekomen bent. Werk je een weg terug naar het midden van je borst, tot aan je hart. En neem een pauze.

それでは、石をハートのところまで持ってきてクリスタルヒーリングをする準備をしてください。あなたはハートから洞穴（ほらあな）、下向きな洞穴を下がってあなたのハートの奥底にいる深い自己、ディープセルフと出会います。

Breng nu de steen naar je hart en bereid je voor op kristalgenezing. Je gaat vanuit het hart de grot in, de neerwaartse grot, om het diepe zelf diep in je hart te ontmoeten.

それでは、クリスタルヒーリングを開始してください。
Laat nu de kristalgenezing beginnen.

終わりましたら、整えてからこちらへお戻りください。
Als je klaar bent, ruim je geest op en kom hier terug.

洞穴から降りて行って深い自己、ディープセルフと出会えましたか？これこそ私が出来うる中で最も重要なヒーリングだと思います。このことをすることによって、深い自己、ディープセルフが浮上して来て、あなたと一緒に生きていくということができるようになるでしょう。

Was je in staat om uit de grot in het midden van je borstkas af te dalen en je diepe zelf te ontmoeten? Ik geloof dat dit de belangrijkste genezing is die ik kan doen. Door dit te doen, zal het diepe zelf naar de oppervlakte komen en met je kunnen leven.

自分と深い自己、ディープセルフが実は一つの存在なんだという風に感じることが出来るかもしれません。このかけの

ない全体像が取れたとき、日常生活の中で深い自己、ディープセルフと共に生きていくことができるようになります。

Je hebt misschien het gevoel dat jij en je diepe zelf eigenlijk één entiteit zijn. Wanneer je dit complete plaatje hebt, kun je in je dagelijkse leven met je diepe zelf leven.

　深い自己、ディープセルフと合体して一つになることが必要なんです。大抵の場合、深い自己、ディープセルフとつながったら、自分の手にするということが起こります。

Het is belangrijk om samen te smelten en één te worden met het diepe zelf. Wat er meestal gebeurt, is dat als je eenmaal verbinding hebt gemaakt met je diepe zelf, je het in handen krijgt.

　ですけれども、見失うことがあります。そして、戻って来てくれる。そういうことが起こります。

Maar soms verlies je het uit het oog. En het diepe zelf zal terugkomen. Zoiets gebeurt.

　もし深い自己、ディープセルフを見失った場合は、また、洞穴（ほらあな）の中に入って行って、また出会うということをしていただければ、また出会うことができます。

Als je je diepe zelf uit het oog verliest, ga dan terug de grot in en ontmoet elkaar weer, en je zult elkaar weer kunnen ontmoeten.

それでは、次に、普段、僕が行っているヒーリングをご紹介します。これは、先にご紹介したクリスタルヒーリングのクリスタルを外したバージョンのヒーリングとなります。わたくしごとではありますが、ここ2年くらいはこっちのヒーリングをメインに上昇気流（アセンション）を行ってきました。

Vervolgens zal ik de healing introduceren die ik gewoonlijk doe. Dit is een versie van de kristalgenezing die ik eerder heb geïntroduceerd, zonder de kristallen. Hoewel het mijn eigen zaak is, doe ik de laatste twee jaar voornamelijk ascentie voor deze healing.

愛と友情のエネルギーの使い方
LIEFDE EN VRIENDSCHAPSENERGIE GEBRUIKEN

若き日のあなたにお伝え申します。ハートの中心に両手が重なり合うようにあてがってください。どちらの手が上か下かは、あなたが心地よいと思う方を選んでください。

Plaats je handen op elkaar in het midden van je hart, in het midden van je borst.

それでは、息をふぅ〜っと吐き出してください。息を吐き出しきったら、素早く息を吸い込み、ゆっくり息を吐き出しながら、自己に内在する存在に伝えていきます。

Adem dan alsjeblieft uit. Als je klaar bent met uitademen, adem dan snel in en adem langzaam uit terwijl je communiceert met het bestaan in jezelf.

自己に内在する存在である、
あなた様に愛と友情をささげます。
わたしはあなた様を愛しております。
わたしはあなた様と友達です。
Ik vertel het wezen dat inherent is aan mij.
Ik bied je mijn liefde en vriendschap aan.
ik houd van je
Ik ben bevriend met jou.

これを息継ぎのたびに繰り返していきます。今のあなたに時間的余裕があるなら、そのまま瞑想をしましょう。
Herhaal dit bij elke ademhaling. Als je nu tijd hebt, laten we mediteren zoals het is.

※特に瞑想する時間に決まりはありません。あなたの赴（おもむ）くままに心地よいだけ行っていただけたらと思います。
*De meditatietijd is gratis. Ik wil dat je zo comfortabel gaat als je wilt.

ハートの中心より出でてまいります、愛と友情のエネルギーの感覚を感じられた方はいらっしゃいますか？または、イメージやビジョン、サウンドやミュージック、動画や物語など、様々な形で何かを見せてくれるかもしれません。

Kan iemand van jullie de energie van liefde en vriendschap voelen uitstralen vanuit het centrum van je hart? Of ze laten ons iets zien in verschillende vormen, zoals beelden, geluiden of verhalen.

そんな感覚、感じがきたら、自分でこさえないで、もっと見せてくださいと言うように、あらがわずに進んで体験していきましょう。これは自己に内在する存在が動き出しているその証拠なんです。

Als je je zo voelt, houd je dan niet in en ga je gang en ervaar het alsof je meer wilt zien. Dit is het bewijs dat het bestaan dat inherent is aan het zelf in beweging komt.

また、愛と友情のエネルギーの使い方をして起きたことは忘れないうちにメモにとっておきましょう。

Noteer wat er gebeurt als je de energie van liefde en vriendschap gebruikt voordat je het vergeet.

僕の本はこのメモから作られています。
Mijn boek is gemaakt van deze memo.

以上で、ヒーリングのご紹介を終わります。僕は、先にご紹介した、クリスタルヒーリングを約半年間続けたことにより上昇気流（アセンション）体験をしました。アセンションを日本語で言うと上昇気流が体に感じられるレベルで起こったと言えます。

　Hiermee is de inleiding tot genezing afgesloten. Zoals ik eerder introduceerde, had ik een ascentie-ervaring door de kristalgenezing ongeveer een half jaar voort te zetten. Om de ascentie in woorden te beschrijven, kan worden gezegd dat de opwaartse stroming heeft plaatsgevonden op een niveau dat in het lichaam kan worden gevoeld.

　そして、それを飽きずに２年と１０ヶ月続けた結果、本書の最初にご紹介した現象にまで、たどり着くことが出来ました。クリスタルヒーリングを伝授してくれた伝承者様のことを心から感謝しております。

　En doordat ik er 2 jaar en 10 maanden mee doorging zonder er genoeg van te krijgen, kon ik het fenomeen bereiken dat aan het begin van dit boek werd geïntroduceerd. Ik wil graag mijn oprechte dank uitspreken aan degenen die mij kristalhealing hebben geleerd.

また、このヒーリングを半年間継続しても上昇気流（アセンション）が起こらなかった場合の対策として一つの呼吸法をご紹介して本編を締（し）めくくらせていただきます。

Ik zou dit artikel willen besluiten met het introduceren van één ademhalingsmethode als tegenmaatregel in het geval dat er geen opgaande stroom (ascensie) optreedt, zelfs niet nadat deze helende manier gedurende een half jaar is voortgezet.

この呼吸法は、まだ上昇気流（アセンション）の文字も知らない頃、今から１０年くらい前に、たまたま読んだ本の中にあった呼吸法を実践していた時に起こった不思議体験です。

Deze ademhalingsmethode is een vreemde ervaring die me ongeveer 10 jaar geleden overkwam toen ik een ademhalingsmethode beoefende die ik toevallig in een boek las toen ik het woord voor oplopende stroom (ascensie) niet eens kende.

これが、もしや、その後の、上昇気流（アセンション）に関係しているかもしれないと思っての情報提供となります。必ずしも、この呼吸法をしなければ上昇気流（アセンション）できないと言うわけではありません。あくまで、上記に記述したヒーリングを半年間試してみても、なにも起きなかった人用にご提供、差し上げたいと思います。

Ik geef deze informatie in de veronderstelling dat het verband kan houden met de daaropvolgende stijgende luchtstroom (ascensie). Het betekent niet noodzakelijk dat je niet kunt opstijgen zonder deze ademhalingstechniek te doen. Ik zou het willen aanbieden en geven aan degenen die de hierboven beschreven genezing een half jaar hebben geprobeerd en er is niets gebeurd.

昔、やった呼吸法
ADEMHALINGSMETHODE

　確か、あれは、３０代前半の頃、今 {2022/05/31} から８年～１０年くらい前のこと、正確には覚えていません。
　Als ik het me goed herinner, was dat in mijn vroege jaren '30, ongeveer 8 tot 10 jaar geleden, dus ik weet het niet precies meer.

　ヨガや自己啓発本のたぐいを読み漁（あさ）っていました、呼吸で体調が変わるみたいな本がいくつかあって、その中のどれかに、息を限りなく長く吐くことに集中した呼吸法があり、ただひたすら、息を長く吐く練習をしていました。
　Ik las yoga- en zelfhulpboeken, en er waren enkele boeken die mijn fysieke conditie veranderden met mijn ademhaling. Een daarvan was een ademhalingsmethode die gericht was op lange uitademingen, en ik oefende gewoon lange uitademingen.

　確か、やり方は、口を半開きにして、舌を上顎（うわあご）につけて、息を少しづつ吐く様にして、吐く時間を少しづつ長くしていく方法でした。
　Als ik het me goed herinner, was de methode om de mond half te openen, de tong op de bovenkaak te leggen, beetje bij beetje uit te ademen en geleidelijk de uitademingstijd te verlengen.

初めの頃は４秒吐きを繰り返し、出来る様になってきたら８秒に切り替えて、少しづつ時間を長くしていき、１０秒、１５秒、３０秒、と続けていき、確か、６０秒くらいまで長く吐ける様になって、それをどれくらい繰り返せるか、みたいな挑戦的なことをやっていた時のこと、急に、吐く息と吸う息が同時に起こり、なんじゃこりゃぁって驚（おどろ）きながら面白がって笑っていたことがあったなぁと思い出しました。

　Herhaal in het begin de uitademing gedurende 4 seconden, schakel dan over naar 8 seconden als je het kunt doen, en verhoog geleidelijk de tijd, 10 seconden, 15 seconden, 30 seconden, enzovoort, tot ongeveer 60 seconden. Ik kan nu langer overgeven . Toen ik iets uitdagends deed om te zien hoe lang ik het kon herhalen, gebeurde het uitademen en inademen plotseling tegelijkertijd. Ik herinnerde me dat er een tijd was dat ik verrast was en amusant lachte.

　今、やれって言われても出来る気はしませんが、その当時、驚（おどろ）いたのを覚えています。確か、その時、臍下（へそした）あたりが気持ちよくなっていたなぁと思い返します。

　Ik denk niet dat ik het nu kan, maar ik herinner me dat ik toen verrast was. Ik herinner me dat in die tijd het gebied onder mijn navel goed aanvoelde.

　今から思うと、あれって、もしかしたら、その後に起こる上昇気流（アセンション）体験に一役かってたんじゃないのかなぁ、と、今更（いまさら）ながらに思い始めています。

Als ik er nu aan terugdenk, begin ik te denken dat het misschien een rol speelde in de ervaring van de opwaartse stroming (ascensie) die zou volgen.

特に科学的な根拠はありませんが、もしかしたら、っと思っての情報提供となります。

Er is geen wetenschappelijke basis voor, maar ik zal informatie verstrekken voor het geval dat.

それでは、これをもって、本編を締（し）めくくらせていただきたいと思います。拝読（はいどく）頂き誠にありがとうございました。あなた様に光のある日が訪れることを心からお祈りしております。ではでは。

　Daarmee wil ik dit hoofdstuk afsluiten. Hartelijk dank voor het lezen. Ik bid uit de grond van mijn hart dat er een mooie dag naar je toe zal komen.

引用・参考文献一覧
LITERATUURLIJST

素直な心になるために（著者）松下幸之助
Een gehoorzaam hart worden (Auteur) Konosuke Matsushita

人間を考える（著者）松下幸之助
Thinking about Humans (auteur) Konosuke Matsushita

復職後再発率ゼロの心療内科の先生に「薬に頼らず、うつを治す方法」を聞いてみました 亀廣 聡（著）夏川 立也（著）
Ik vroeg een psychosomatische arts die na zijn terugkeer naar het werk nul recidiefpercentages heeft: "Hoe een depressie te genezen zonder afhankelijk te zijn van medicijnen" Satoshi Kamehiro (auteur) Tatsuya Natsukawa (auteur)

武術格闘家 菊野克紀 の 誰ツヨDOJOy
Vechtsportvechter Katsunori Kikuno's die Tsuyo DOJOy
 https://www.youtube.com/watch?v=8H6LtISZ8Bw

良い音は、良い姿勢、良い呼吸でつくられる（著者）眞々田昭司

Goed geluid wordt gemaakt met een goede houding en een goede ademhaling (Auteur) Shoji Mamada

Special Thanks : ロバート・シモンズ
Speciale dank: Robert Simmons

作者について
OVER DE AUTEUR

　西暦1981年に日本に生まれ、つばきたかしと命名される。高校を卒業と同時に上京して電気技術者になる。途中でプログラミングに目覚めプログラマーに転身しIT企業に転職をする。インターネットが完全に普及したタイミングで故郷に移住して地元の企業に転職する。転職に転職を重ねていく間に好きなことを仕事にするというビジョンに触れ勢い良く整っていくネットビジネスの環境を鑑みて一念発起して自作自演のミュージシャンになる。しかし、思ったような成果が出ず、流れが変わって、大好きな天然石をビジネスにしようと考えて、プランBとして天然石shopを始める。そうこうしているうちに、運が巡り廻ってきてクリスタルヒーリングの伝承者に直接会う機会を得て、直々にクリスタルヒーリングを伝授される。それ以来、執筆活動をしています。

　Geboren in Japan in 1981 na Christus en Takashi 2baki genoemd. Na het behalen van zijn middelbare school verhuisde hij naar Tokio om elektrotechnisch ingenieur te worden. Ik raakte geïnteresseerd in programmeren en werd programmeur. Verander dan van baan naar een IT-bedrijf. Op het moment dat internet volledig populair is geworden, zal ik naar mijn geboorteplaats verhuizen en van baan veranderen naar een lokaal bedrijf. Terwijl hij herhaaldelijk van baan wisselde, kwam hij in aanraking met de visie om te doen wat hij leuk vindt als baan, en gezien de internet-businessomgeving, die zich snel ontwikkelde, besloot hij een zelfgeproduceerde muzikant te worden. Hij kreeg echter niet de resultaten die hij verwachtte en de trend veranderde, dus besloot hij van zijn favoriete natuursteen een bedrijf te maken en begon hij een natuursteenwinkel als Plan B. Terwijl ik dat deed, kwam het geluk om de hoek kijken en nam ik deel aan een seminar over kristalhealing en kreeg ik persoonlijk kristalhealing onderwezen. Sindsdien ben ik bezig met schrijven.

Mr. Takashi 2baki

https://note.com/mr_takashi_2baki/

おまけ GESCHENK

　ひとえに両方を上昇させるといっても様々な上昇のさせ方が現れてきます。僕の場合、心の虫の音と言いますか、スピリットガイドと言いますか、うちなる声、自己に内在する存在の声、うちなるガイダンスに従った形で上昇の仕方が日々変わってきています。そのことを踏まえた上で、その中でも良かったなぁ。と思える上昇パターンをご紹介します。

　Zelfs als je gewoon allebei verhoogt, zijn er verschillende manieren om het te verhogen. In mijn geval verandert de manier waarop ik opstijg van dag tot dag, afhankelijk van het geluid van mijn hart, mijn spirituele gidsen, mijn innerlijke stem, de stem van het wezen in mij en mijn innerlijke leiding. Op basis daarvan zou ik een stijgend patroon willen introduceren dat goed lijkt te zijn onder hen.

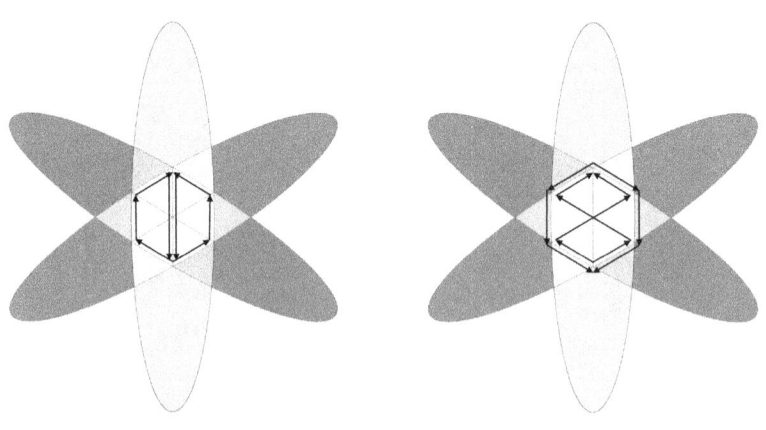

また、良きことがあった日の上昇の仕方も記述します。
Stijgpatroon als er goede dingen gebeuren

参考資料となれば幸いです。
Ik hoop dat het nuttig zal zijn als referentiemateriaal.

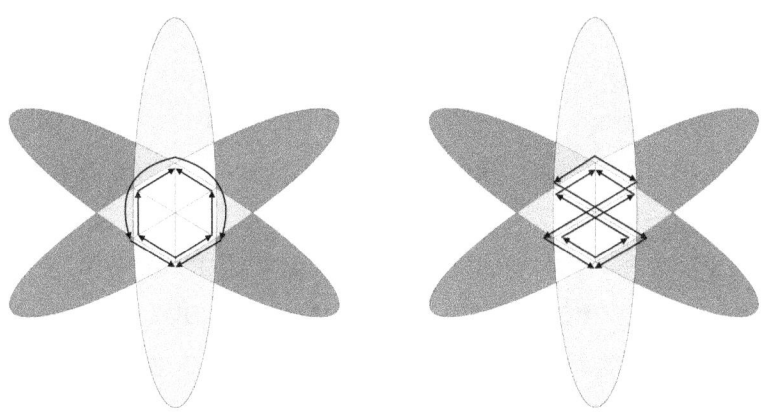

つばきたかし画伯の絵（１）［エネルギーの道］
Schilderij door Takashi 2baki (1) [Energieweg]

　覚醒体験へと移り進んでいく最中（さなか）、２０２２年５月中旬頃に起きたことを簡略的にイメージ図にしてまとめてみました。細かい詳細は秘密とさせていただきます。秘密にする理由は、名前などの名称や細かい順序などの詳細は、人によって呼び名やエネルギーの道そのものが変わってくる可能性があるからです。おそらく昇り方も変わってくるでしょうし、見え方や感じ方、とらえ方も人によって変わってくると思います。また名前などを明示したり開示したりすると、お客様がその名前の影響を受けてしまって、お客様自身の体得の邪魔をしてしまいかねません。その影響を最小限にするためにも、名前や名称や呼び名などの細かい詳細は秘密とさせていただきます。覚醒体験へと導かれていく最中に、こんなことがあったよ程度に見ていただけたら幸いです。

　Ik heb een versimpeld beeld samengesteld van wat er gebeurde rond medio mei 2022 tijdens de overgang naar de ontwakingservaring. De fijnere details worden vertrouwelijk behandeld. De reden om het geheim te houden is dat details zoals naam en volgorde kunnen veranderen, afhankelijk van de persoon en het energiepad zelf. De manier waarop het klimt zal waarschijnlijk veranderen, en de manier waarop het eruit ziet en aanvoelt, zal ook veranderen, afhankelijk van de persoon. Ook als u uw naam opgeeft of bekendmaakt, enz., zal de klant door die naam worden beïnvloed, en dit kan uw eigen ervaring verstoren. Om de impact te minimaliseren, worden gedetailleerde details zoals namen, benamingen en bijnamen vertrouwelijk behandeld. Ik zou het op prijs stellen als je dit soort dingen zou kunnen zien op weg naar de ontwakingservaring.

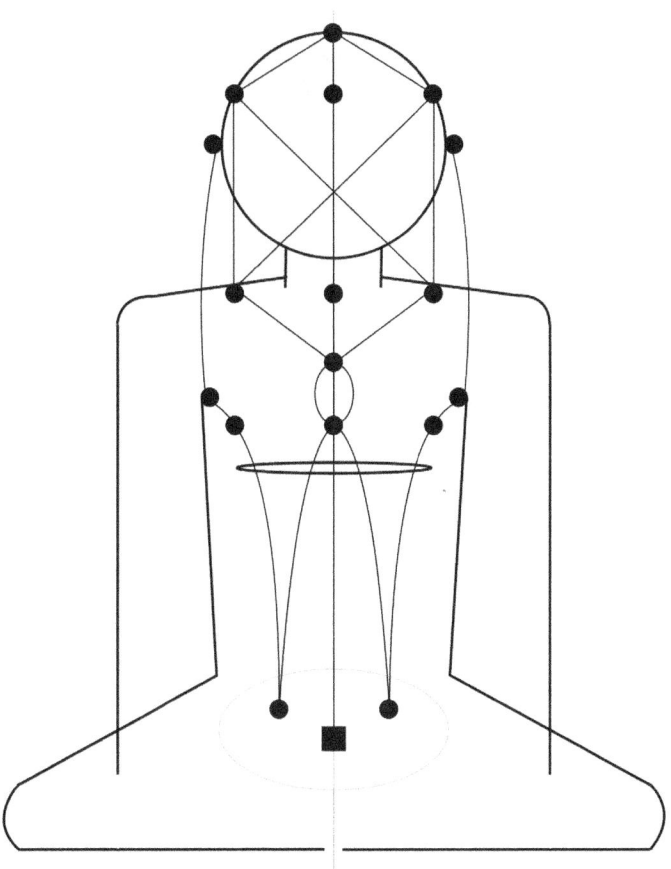

つばきたかし画伯の絵（2）［月と太陽と己の光］
Schilderij door Takashi 2baki (2) [De maan, de zon en mijn licht]

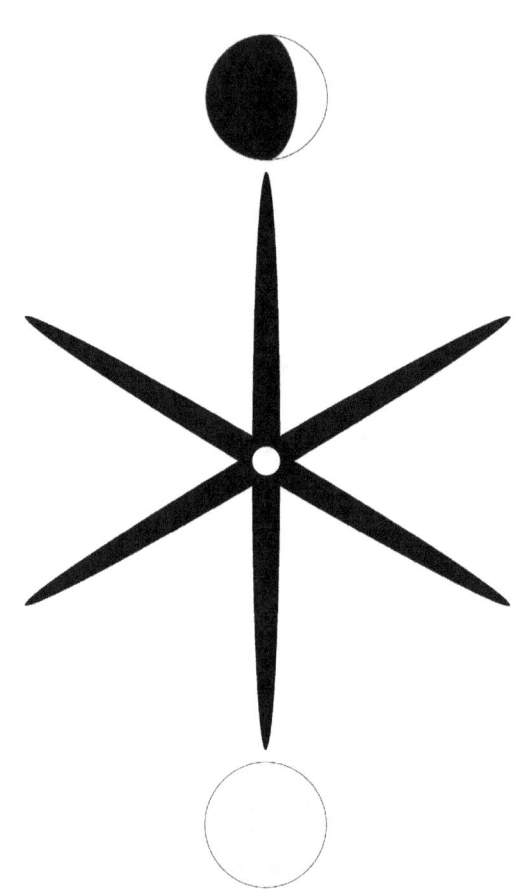

地獄の苦しみの最中、覚醒体験へ突入して行く流れの中で、六芒星（ろくぼうせい）の明示があった後、明示された言葉があって、その言葉を元に描いたイメージ図です。深い意味は考えずに絵画をお楽しみいただければ幸いです。

　Te midden van hels lijden, in de stroom van haasten in de ontwakende ervaring, nadat het hexagram was gemanifesteerd, was er een manifestatie van woorden, en dit is een afbeelding die op die woorden is gebaseerd. Ik hoop dat je van de schilderijen kunt genieten zonder na te denken over de diepe betekenis.

ペンデュラムの使い方
Hoe de slinger te gebruiken?

　伝承者はこう答えられました。ペンデュラムの使い方、動きは、いつも自分のディープセルフに聞いてみるんですね。「YES（イエス）のときの動きを私に見せてください」というように聞いてみて、どちらの方向にどの様に動くのか観察してみます。そして、「どっちの方向にどのように動くのがNO（ノー）なのですか」とディープセルフに聞いてみます。すると、YES（イエス）の時とNO（ノー）の時の違いが現れてくると思います。そして、その動き方は人それぞれ違います。

　Een voorstander van kristalgenezing antwoordde: Ik vraag me altijd af hoe ik de slinger moet gebruiken en hoe ik hem moet bewegen. Probeer iets te zeggen als: "Laat me zien wat je doet als je 'JA' zegt," en observeer hoe het in welke richting beweegt. Vraag je diepe zelf: "Welke richting en hoe te bewegen is 'NEE'?" Dan denk ik dat het verschil tussen "JA" en "NEE" zal verschijnen. En de manier waarop het werkt verschilt van persoon tot persoon.

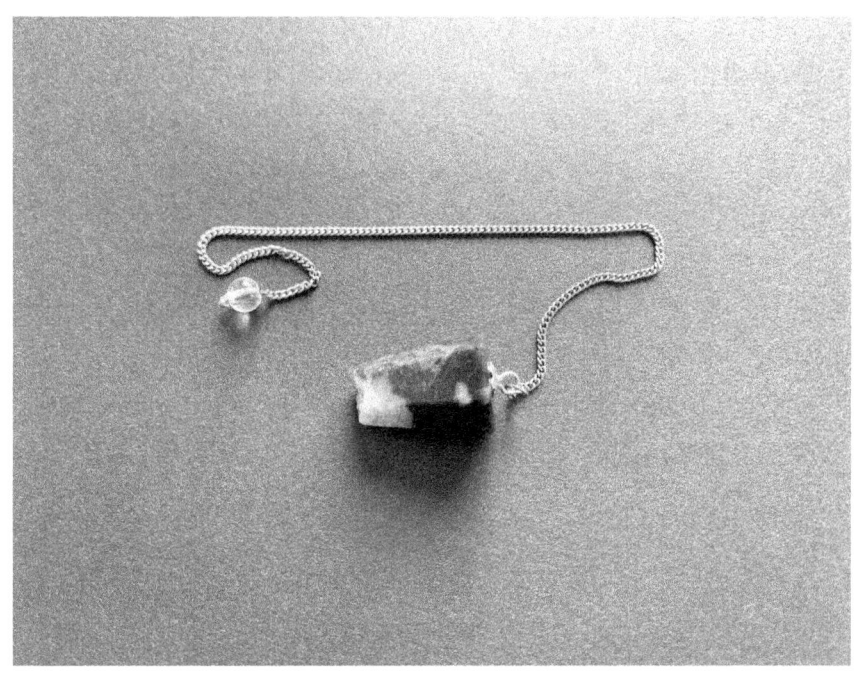

光の三原色、色の三原色、ひかりのしるし。
De drie primaire kleuren van licht, de drie primaire kleuren van kleur en het teken van licht.

　量子理論の中にある目に見える光（可視光線）を勉強していたところ、白と黒が無いなぁという疑問から、光の三原色にたどりつき、緑と、青と、赤が、混ざると白になる。と言うことを知りました。
　Toen ik zichtbaar licht bestudeerde in de kwantumtheorie, leerde ik over de drie primaire kleuren van licht uit de vraag dat er geen zwart en wit is. Wist je dat als je groen, blauw en rood mengt, je wit krijgt?

　また、黒は、色の三原色と呼ばれ、光の三原色で出て来た各々の色同士が混じり合った三色（緑と青が混ざったシアン［水色に近い青緑色］、青と赤が混ざったマゼンタ［明るく鮮やかな赤紫色］、赤と緑が混ざったイエロー［黄色］）が混ざり合うと黒になると言うことを知りました。
　Bovendien wordt zwart de drie primaire kleuren van kleur genoemd, en de drie kleuren, cyaan, magenta en geel, zijn de drie kleuren die uit de drie primaire kleuren van licht komen en met elkaar worden gemengd. Cyaan is een mengsel van groen en blauw, magenta is een mengsel van blauw en rood en geel is een mengsel van rood en groen. Wist je dat als je deze drie kleuren met elkaar mengt, je zwart krijgt?

考えれば考えるほど、なぜだって思いが強くなる白と黒です。が、しかし、色は波だと考えて、黒は波が打ち消しあって発光しないから黒に見えるのかな、白は反対に波が乱れ合って発光するから白に見えるのかな、そういった解釈をしています。

　Hoe meer ik erover nadenk, hoe meer ik me afvraag waarom het zo zwart-wit is. Maar aangezien kleur een golf is, denk ik dat zwart zwart lijkt omdat de golven elkaar opheffen en geen licht uitstralen, en wit lijkt wit omdat de golven met elkaar interfereren en licht uitstralen.

　　　　　ひかりのしるし
　　　　　teken van licht

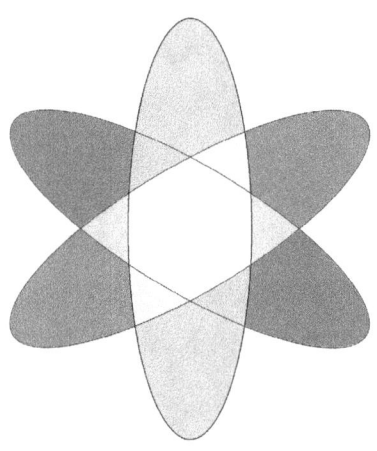

仮説 HYPOTHESE

上昇気流（アセンション）体験や覚醒体験を経て思うこと
Gedachten van Ascension Experience en Awakening Experience

　誰にでも人には自己に内在する存在が存在していて、その存在に気が付かずに生活をしているのではないかと僕は仮説を立てています。

　Ik veronderstel dat iedereen een innerlijk bestaan in zichzelf heeft, en dat ze hun leven leiden zonder zich van dit bestaan bewust te zijn.

　しかし、内的探求をすれば、自己に内在する存在を心の目で見ることが出来るようになっています。

　Maar met innerlijk onderzoek ben je in staat om met je geestesoog het innerlijke wezen dat in je is te zien.

　その存在に気が付けた者だけが、その存在と繋（つな）がり、その存在と対話し、その存在の叡智（えいち）を授（さず）かり、その存在の教えを享受（きょうじゅ）して、その存在に意識が宿っている事実を知ります。

　Alleen degenen die zich van dat bestaan bewust worden, kunnen ermee in contact komen, ermee communiceren, de wijsheid ervan ontvangen, van de leringen genieten en weten dat bewustzijn in dat bestaan woont.

そして、その存在のアイデンティティ（存在証明）を夢のように共有することが出来るようになっています。そういった資質を人は持っています。

En het is mogelijk om de identiteit van dat bestaan (bestaansbewijs) als een droom te delen. Mensen hebben die eigenschappen.

しかし、外界の現実世界は取り留めなく過ぎて行くがゆえに、人間は外界の世界に対応する術を充分に身に付けています。結果、内的世界を忘れてしまっているのではないかと、考察しています。

Omdat de echte wereld van de buitenwereld echter lukraak voorbijgaat, zijn mensen goed uitgerust om ermee om te gaan. Als gevolg daarvan denk ik dat we onze innerlijke wereld misschien zijn vergeten.

もしかしたら、幼少期は、こちらの内的世界の方が当然の世界だったのではないかとさえ思えてなりません。

Ik kan het niet helpen, maar denk dat misschien, in mijn kindertijd, deze innerlijke wereld de natuurlijke wereld was.

しかし、大人になって行く過程で、いつの間にかこのことを忘れてしまっている。そういった事実、現実があるのではないかと、考察しています。

Toen ik volwassen werd, vergat ik dit echter voordat ik het wist. Ik geloof dat zo'n feit bestaat.

しかし、そのことに気が付けた人間は、上昇気流（アセンション）を体験し、覚醒体験まで教え導かれて行きます。

Echter, mensen die dit hebben opgemerkt ervaren een opwaartse stroming (ascensie) en worden naar een ontwakingservaring geleid.

それが定（さだ）めと知って覚え書きのように書き示しておきます。あなた様に幸あれ。

Wetende dat dit de regel van de wereld is, schrijf ik het op als een memorandum. veel succes

当たり前のことかもしれないけどメモ
Het is duidelijk, maar ik zal het opschrijven.

　人と喋る時は、相手の顔を見ながら喋ること。
　Als je met iemand praat, kijk dan naar hun gezicht als je praat.

　相手を見ずに喋ると、なぜか、上手くいかなくなる。
　Als je praat zonder de ander aan te kijken, zal het om de een of andere reden niet goed gaan.

　なんでだろう…
　Ik vraag me af waarom…

　相手の顔色を伺わないと相手に合わさずに一方的なお喋りになってしまうからだろうか、それとも、ネット空間と一緒で文字列的な会話になってしまって頭と頭で会話しているような表情のない脳内空間でのやりとりになってしまうからだろうか…
　Is het omdat als je niet luistert naar de uitdrukking en teint van de ander, je niet met de ander kunt opschieten en het gesprek eenzijdig wordt? Of is het omdat, net als de internetruimte, het gesprek een reeks karakters wordt, en het wordt een uitwisseling in de hersenruimte zonder gezichtsuitdrukkingen, zoals een gesprek tussen gedachten…

　なんでそうなるのか、本当のところはよくわからないけど
　Ik weet echt niet waarom

とにかく、相手の様子を見ながら話をしたほうが、相手のシグナルが見えるからか、相手ありきで話が進むからか、いろいろ理由はあるだろうけれども、相手に集中して、相手の様子を見ながら話をしたほうが良い。

　Hoe dan ook, er zijn veel redenen waarom het beter is om te praten terwijl je de ander aankijkt, of het nu is omdat je de signalen van de ander kunt zien of omdat het gesprek vordert afhankelijk van de andere persoon.

　その方が上手く行く。
　Het werkt beter.

思想と思想のぶつかり合い
botsing van ideeën

　思想と思想のぶつかり合い、頭で動くとぶつかっちゃう。だけれども、心で動くとどうなるか、考えてみてほしい。
　Gedachten botsen met elkaar, en als je je hoofd beweegt, zullen ze botsen. Maar denk eens na over wat er gebeurt als je met je geest meebeweegt.

　結論は後程…
　Over de conclusie later meer...

好きをトリガーにする
een kans creëren

　これ、好きぃっていうキッカケがはたらいた時だけ動く。
Het werkt alleen als de trigger "Ik vind dit leuk" werkt.

　これが、行動の第一原理。
Dit is het eerste principe van actie.

　それ以外は、もう何にも考えないんだ。
Verder kan ik niets anders bedenken.

　どんなことでもね。
Elk moment.

　そうすれば、好きを道しるべにできる。
Dan kun je liefde als een wegwijzer gebruiken.

自己愛のすすめ
Advies over zelfliefde

自己愛の利点。
Voordelen van zelfliefde.

自分を愛することができて初めて精神的自立が生まれます。
Alleen als je van jezelf kunt houden, kun je 'spirituele onafhankelijkheid' bereiken.

自分を愛するというのは、自分の体に滋養（じよう）を与えることになるんですね。
Van jezelf houden betekent je lichaam voeden.

自分の体にとって愛という栄養を受け取ることになります。
Je zult voeding van liefde ontvangen.

この体にとって、これほど頼もしいことはないわけです。
Er is niets betrouwbaarder dan dit voor mijn lichaam.

健やかな感情も芽生えていきますし、健やかな感覚も得られてくることでしょう。そういった利点を得ることができます。
Een gezond gevoel zal groeien en een gezond gevoel zal worden verkregen. U kunt die voordelen krijgen.

愛を与え、愛を受け取る、そういった循環（じゅんかん）、
Liefde geven en liefde ontvangen, zo'n cyclus,

愛のループが生まれてくると、この体は喜びに満ちた状態となっていって心から嬉しく思うようになっていきます。
Wanneer de lus van liefde is geboren, zal dit lichaam in een vreugdevolle staat zijn en zul je vanuit de grond van je hart gelukkig zijn.

これを、続けていくと、精神的自立への道しるべとなっていって、あなた様を上昇へと導いていくことでしょう。
Als je dit blijft doen, wordt het een wegwijzer naar je mentale onafhankelijkheid en zal het je naar boven leiden.

そう、それは、故（ゆえ）に、正（まさ）しく、あなた様の道しるべとなってまいりましょう。
Laat het je wegwijzer zijn.

思考の判断基準
Denkcriteria

思考がネガティブだと、ハートに苦しみを感じます。
Als je gedachten negatief zijn, voel je pijn in je hart.

思考がポジティブだと、ハートに心地良さを感じます。
Als je gedachten positief zijn, voel je troost in je hart.

もっとハッキリわかりやすい例を挙げますと、恋愛をしている時、好きな人のことを想うあまりにハートがキュンキュンして、居ても立っても居られなくなる経験は誰もがお持ちなのではないでしょうか。
Om je een duidelijker voorbeeld te geven, als je verliefd bent, heeft iedereen de ervaring verliefd te zijn en het gevoel te hebben dat je hart zo bonst dat je er niets aan kunt doen.

それは、胸の中心、ハートの中心に、目では見えない何かが存在している証拠なのではないでしょうか。
Ik denk dat het het bewijs is dat er iets onzichtbaars bestaat in het midden van de borstkas, het midden van het hart.

また、このことに気が付いてまいりますと、ハートの中心に意識を向けるようになっていきます。自然とハートの状態に目がいき、今、心地よい状態かなぁ、そうじゃないかなぁ、と、今、思考している内容が良いことか、はたまた悪いことかを瞬時に判断できるようになっていきます。
　En als je je hiervan bewust wordt, zul je je aandacht gaan richten op het centrum van je hart. Door de toestand van je hart op natuurlijke wijze te observeren, zul je onmiddellijk kunnen beoordelen of je huidige gemoedstoestand goed of slecht is.

　心地よいと思えばそのまま進んで行けば良い訳ですし、心地よくないと感じるならば、その思考をやめれば良い訳です。
　Als je je op je gemak voelt, kun je verder gaan, en als je je ongemakkelijk voelt, stop dan met erover na te denken.

　そういった判断基準となる指標に、言い変えるならば、目印になってくれているのではないでしょうか。
　Anders gezegd, ze dienen als indicatoren voor dergelijke beoordelingscriteria.

　ハートの中心にその人のコアとなる存在が潜んでいる可能性を感じます。
　Ik voel de mogelijkheid dat het bestaan dat de kern van die persoon wordt, op de loer ligt in het centrum van het hart.

胸腺 THYMUS

　図書館で読んだ本の中で、これは、って思った情報がありましたので引用していきます。
　In het boek dat ik in de bibliotheek las, stond informatie die ik dacht, dus ik ga het citeren.

医学の書物です。
Het is een medisch boek.

　まだ歴史が浅く、定説が確立しにくい分野である神経生理学においても、モントリオールにある臨床医学研究所のデーヴィッド・ホロビンが、免疫系の機能を円滑（えんかつ）に働かせるためには「プロスタグランジンE1」というホルモン様物質がひじょうに重要であると主張している。
　Op het ongrijpbare gebied van de neurofysiologie zegt David Horobin van het Institute of Clinical Medicine in Montreal dat een hormoonachtige substantie genaamd prostaglandine E1 erg belangrijk is voor de goede werking van het immuunsysteem.

　また、オックスフォード大学出身の科学者であるホロビンは、食事療法によって免疫系の調節、とくにがんを抑える、T細胞の調節ができることも強調している。
　Horobin, een wetenschapper van de Universiteit van Oxford, benadrukt ook dat voeding het immuunsysteem kan moduleren, vooral T-cellen, die kanker bestrijden.

プロスタグランジンE1は、T細胞が成熟する場所である、胸腺（きょうせん）に大量に貯蔵されていることが知られている。

Van prostaglandine E1 is bekend dat het overvloedig wordt opgeslagen in de thymus, waar T-cellen rijpen.

　T細胞が欠如してB細胞が異常に活発なマウスをつくると、その個体はいずれ自己免疫疾患であるエリテマトーデス（SLE＝全身性紅斑性狼瘡｛ぜんしんせいこうはんせいろうそう｝）にかかったマウスと同じような死に方をする。

Wanneer muizen T-cellen missen en hyperactieve B-cellen hebben, sterven ze uiteindelijk op een manier die vergelijkbaar is met muizen met de auto-immuunziekte lupus erythematosus (SLE).

　ところがホロビンは、そのマウスにプロスタグランジンE1を与えるとT細胞が正常値に戻り、B細胞の活動も正常化して長生きするということを発見したのである。

Horobin ontdekte echter dat wanneer prostaglandine E1 aan de muizen werd gegeven, de T-celactiviteit weer normaal werd, de B-celactiviteit genormaliseerd en de muizen langer leefden.

【参考文献】内なる治癒力　こころと免疫をめぐる新しい医学
（著者）スティーヴン・ロック＋ダグラス・コリガン
（監修）：池見酉次郎（訳）田中彰＋堀雅明＋井上哲彰＋浦尾弥須子＋上野圭一

文章の意味はわからなくとも、胸の中心に重要な「プロスタグランジンE1」を大量に貯蔵する場所、胸腺（きょうせん）があることが観て取れます。

Zelfs als je de betekenis van de zin niet begrijpt, kun je zien dat er een plaats is waar een grote hoeveelheid belangrijke "prostaglandine E1" is opgeslagen in het midden van de borstkas, de thymus.

読みながら首を縦（たて）に振りながら、「ふ〜ん」って思ってました。また、この本では、最後の締めくくりにこんなことが書かれています。

Ik dacht "Hmm" tijdens het lezen.
Aan het einde van het boek staat ook:

デーヴィッド・マクレーランドが「マザー・テレサ効果」と命名した、治療にまつわる魅力的な現象である。

Het is een fascinerend therapeutisch fenomeen dat David McClelland het 'Moeder Teresa-effect' heeft genoemd.

マザー・テレサは生涯をカルカッタの貧民救済に捧げたノーベル平和賞の受賞者だが、マクレーランドは学生たちに彼女の仕事ぶりを描いた感動的な映画を見せ、その前後に採取した血液像に変化があることに興味をそそられた。

Moeder Teresa is een Nobelprijswinnaar voor de Vrede die haar leven wijdde aan het helpen van de armen van Calcutta. McClelland liet zijn studenten een ontroerende film zien die het werk van Moeder Teresa uitbeeldt, en was geïntrigeerd door de veranderingen in het bloed dat ervoor en erna getrokken werd.

映画を観たあとの学生たちの免疫グロブリンの数値が、わずかだが上昇し、免疫系の機能が向上したことがわかったからである。

Na het zien van de film stegen de immunoglobulineniveaus van de studenten licht, wat suggereert dat hun immuunsysteem beter functioneerde.

その後、彼はさまざまな方法でこの「マザー・テレサ効果」を確認した。映画を見せる代わりに、大学院生たちに次の二つのことについて深く考えるように指示したこともある。

Later bevestigde hij dit "Moeder Teresa-effect" op verschillende manieren. In plaats van een film te laten zien, vroeg ik afgestudeerde studenten om diep na te denken over twee dingen.

すなわち、それまでの人生で「自分が誰かに深く愛されたとき」と「自分が誰かを愛したとき」のことをよく考えさせたのだ。やはり効果はあった。

Met andere woorden, ik vroeg ze om goed na te denken over "wanneer iemand veel van me hield" en "wanneer ik van iemand hield" in mijn leven. Het was immers effectief.

マクレーランドはじつは前から体験的にそのことを知っていて、効果があることを信じてもいたのである。

Sterker nog, McClelland had het al eerder uit ervaring geweten en geloofde dat het werkte.

「風邪をひいたときなど、わたしはよく、愛した人のことや愛された人のことを考えるんです。それだけで、風邪が治ってしまったことも二、三度ありますよ。絶対に効くというわけじゃありませんがね。いくらやってもダメで、風邪がひどくなった時もありました。しかし、役に立ちます。」

Als ik verkouden ben, denk ik vaak aan de mensen van wie ik hield en de mensen die me liefde gaven. Er zijn twee of drie keer geweest dat ik door dat gewoon over mijn verkoudheid heen ben gekomen. Dat betekent niet dat het zeker zal werken. Wat ik ook probeerde, er waren momenten dat ik erg verkouden werd. Maar het helpt.

愛がもつ力に対するマクレーランドの強い信念は、彼が擁護（ようご）する現代医学に大きな示唆（しさ）を与えている。人間の精神に備わったこの貴重な力は、これまで見すごされてきたが、彼にいわせれば、それこそが治療という現象における内的な原動力なのである。

Het sterke geloof van McClelland in de kracht van liefde heeft grote gevolgen voor de moderne geneeskunde die hij voorstaat. Deze kostbare kracht van de menselijke psyche, die tot nu toe over het hoofd werd gezien, is volgens hem de innerlijke drijvende kracht achter het fenomeen van genezing.

「病院の環境を変えることによって、いろいろなことができます」マクレーランドはあるとき、医学関係者の集まりでこんな発言をした。

"Je kunt veel doen door de ziekenhuisomgeving te veranderen", zei McClelland ooit tegen een bijeenkomst van medische professionals.

「病院をリラックスできる場に、自然に思いやりのこころが生まれるような場に、たえず何かに追われているような気分から解放されるような場にすればいいんです。

We moeten van het ziekenhuis een plek maken waar mensen kunnen ontspannen, een plek waar compassie vanzelf ontstaat, een plek waar ze verlost worden van het constante gevoel door iets achtervolgd te worden.

つまり、健康な環境にすればね。医師も看護師もソーシャルワーカーも、その気になればできますよ。だれかを愛することは、愛する相手の健康にとってひじょうにいい効果があるんです。そして、たぶん、愛した人自身の健康にとっても」

Met andere woorden, we moeten een gezonde omgeving creëren. Dokters, verpleegkundigen en maatschappelijk werkers kunnen het doen als ze dat willen. Van iemand houden is heel goed voor de gezondheid van zowel de persoon die liefde geeft als de persoon die liefde ontvangt.

【参考文献】内なる治癒力 こころと免疫をめぐる新しい医学
(著者) スティーヴン・ロック+ダグラス・コリガン
(監修): 池見酉次郎 (訳) 田中彰+堀雅明+井上哲彰+浦尾弥須子+上野圭一

これを読みながら、私が、推奨する愛と友情のエネルギーの使い方が読んで字の如（ごと）く証明されているかのような錯覚（さっかく）に陥（おちい）りました。
　Terwijl ik dit las, had ik de illusie dat het gebruik van liefde en vriendschapsenergie die ik aanbeveelde letterlijk verifieerbaar was.

　もし、愛と友情のエネルギーの使い方を実践することによって、胸腺（きょうせん）に刺激が与えられ、T細胞を強力に活性化する事象を確認することさえできれば、医学的にがんを抑える効果があると証明されたことになります。
　Door het gebruik van de energie van liefde en vriendschap wordt de thymus gestimuleerd, en als we een gebeurtenis kunnen bevestigen die T-cellen sterk activeert, zal het medisch bewezen zijn effectief te zijn in het onderdrukken van kanker.

　と、まぁ、そういうことを思いついたわけです。しかし、医学者でもなく、科学者でもない、わたしが、これを確認するには、どうすればいいのだろう…今、すぐに、答えが見つからなかったため、保留して次に進みます。
　Daar kwam ik op uit. Maar ik ben geen arts of wetenschapper, hoe kan ik dit bevestigen? Op dit moment heb ik geen antwoord gevonden, dus ik zet het in de wacht en ga verder.

T細胞

T-cellen

　胸腺（きょうせん）の調査で、T細胞を活性化できれば、免疫機能がアップしてがんを抑制（よくせい）することができるという話でした。今回は、それに引き続きT細胞とはなにかを調査しました。僕の言葉で書いても、説得力が欠けるため、本の中身を引用します。

In het thymusonderzoek kreeg ik te horen dat als T-cellen kunnen worden geactiveerd, de immuunfunctie kan worden verbeterd en kanker kan worden onderdrukt. Deze keer bleven we onderzoeken wat T-cellen zijn. Ook al schrijf ik het in mijn eigen woorden, het mist overtuigingskracht, dus ik citeer de inhoud van het boek.

　免疫機能が、がん細胞を攻撃する仕組みが次第にわかってきています。

Het mechanisme waarmee het immuunsysteem kankercellen aanvalt, wordt geleidelijk begrepen.

　ひとつが、ナチュラル・キラー（NK）細胞によるものです。NK細胞は、原始的な本能をもっていて、自分ではないものを見つけると即刻、攻撃を仕掛け、排除しようとします。ひじょうに強力な殺傷力があるので、活性化させることでがんが劇的に縮小したという例はたくさん出ています。

Een daarvan is door natural killer (NK) cellen. NK-cellen hebben een primitief instinct en zodra ze iets vinden dat ze niet zijn, vallen ze aan en proberen het te elimineren. Het is zo dodelijk dat er veel voorbeelden zijn van kankers die dramatisch worden gekrompen door het te activeren.

　NK細胞は、組織的に管理されて動くのではなく、ゲリラ的に神出鬼没といった行動を得意としています。
　NK-cellen zijn goed in het handelen op een guerrilla-achtige manier, in plaats van systematisch gecontroleerd te worden.

　もうひとつが、T細胞（ヘルパーT細胞、キラーT細胞、サプレッサーT細胞）を中心としたシステマチックな免疫活動があります。
　Een andere is systematische immuunactiviteit gericht op T-cellen (helper-T-cellen, killer-T-cellen, suppressor-T-cellen).

　T細胞は、抗原抗体反応とよく似た抗原・T細胞受容体反応に支配されていますから、抗原を認識するという過程が、必要です。T細胞は、すぐそばにがん細胞があったとしても、抗原として認識できなければ見逃してしまいます。
　Omdat T-cellen worden bestuurd door antigeen-T-celreceptorreacties die erg lijken op antigeen-antilichaamreacties, is het proces van het herkennen van antigenen noodzakelijk. Zelfs als er kankercellen in de buurt zijn, zullen T-cellen ze missen als ze ze niet als antigenen kunnen herkennen.

抗原があることをT細胞に知らせるのが、抗原提示細胞と呼ばれるマクロファージや樹状（じゅじょう）細胞です。抗原提示細胞は、がん細胞を取り込んで消化し、その情報をヘルパーT細胞に伝えます。

　Macrofagen en dendritische cellen die antigeenpresenterende cellen worden genoemd, informeren T-cellen over de aanwezigheid van antigenen. Antigeenpresenterende cellen nemen kankercellen op en verteren deze en geven de informatie door aan helper-T-cellen.

　情報を受けたヘルパーT細胞はサイトカイン類を放出することで、がん細胞を攻撃するキラーT細胞に抗原を作らせ、活性化させてがん細胞排除の体制を作るのです。
　De helper-T-cellen die de informatie ontvangen, geven cytokinen vrij om de killer-T-cellen die kankercellen aanvallen, antigenen te laten produceren, de killer-T-cellen te activeren en een systeem te creëren om kankercellen te elimineren.

　　　【参考文献】がんを治す医療辞典決定版　最新の現代医学から確かな代替療法まで。
「がん」と闘うための総合辞典
（総監修）帯津良一

　読みながら、縦（たて）に首を振りながら「ふ〜ん」って思いました。
　Ik dacht "Hmm" tijdens het lezen.

複雑な仕組みでがんを抑制する機能が人間に備わっているんだなぁと感心するのでした。

Ik was onder de indruk dat mensen kanker kunnen onderdrukken via een complex mechanisme.

話の中身がわからなくとも、独自に動くナチュラル・キラー（NK）細胞と、システマチックに動くT細胞達が、体の免疫機能を担っていることが、なんとなしに理解できてたらいいのかなぁと思いました。

Zelfs als je niet begrijpt waar ik het over heb, zou het fijn zijn als je op de een of andere manier zou kunnen begrijpen dat de uniek bewegende natural killer (NK)-cellen en de systematisch bewegende T-cellen verantwoordelijk zijn voor de immuunfunctie van het lichaam.

もちろん、読み込んで理解もしておりますが、おさらいの意味を込めて記述していきます。

Natuurlijk heb ik het gelezen en begrepen, maar ik zal het schrijven met de betekenis van een recensie.

システマチックに動くT細胞達の説明をしますと、キラーT細胞と言うのが、がん細胞を攻撃する役目を担っていて、抗原提示細胞（マクロファージや樹状細胞）が、がんを発見し、がんを認知して、がん細胞を取り込み、その情報をヘルパーT細胞に伝えて、ヘルパーT細胞がサイトカイン類を放出してキラーT細胞に抗原を提示し、キラーT細胞を活性化させ、攻撃態勢を整えてから、がん細胞を攻撃する、システマチックな仕組みをT細胞達はもっています。

Ik zal T-cellen uitleggen die systematisch bewegen. Killer T-cellen zijn verantwoordelijk voor het aanvallen van kankercellen. Antigeenpresenterende cellen (macrofagen en dendritische cellen) ontdekken kanker, herkennen kanker, nemen kankercellen op en geven de informatie door aan helper-T-cellen. Helper-T-cellen die deze informatie ontvangen, geven cytokinen vrij, presenteren antigenen aan killer-T-cellen, activeren killer-T-cellen, bereiden zich voor op aanvallen en vallen kankercellen op een systematische manier aan.

人体にある細胞達が連携して、人間の免疫機能を担っている事象が本を読みながら見えてきました。

Toen ik het boek las, begon ik te zien hoe de cellen in het menselijk lichaam samenwerken om het menselijke immuunsysteem te ondersteunen.

免疫細胞の種類の整理
soorten immuuncellen

免疫細胞の種類の整理をしておきたいと思います。
Ik zou de soorten immuuncellen willen ordenen.

これまでに、T細胞達が免疫機能に活躍していることを書いてきました、が、しかし、T細胞達とは何かといったことについて、言及をしてきませんでした。ここでは、その部分を紐解（ひもと）いていきたいと思います。
Tot nu toe heb ik geschreven dat T-cellen actief zijn in de immuunfunctie, maar ik heb niet vermeld wat T-cellen zijn. Dat deel wil ik hier uitsplitsen.

人間の血液は、赤血球、白血球、血小板と液体成分の血しょうで成り立っていると学生の頃に理科か化学で習った記憶がある方が多いのではないかと想像しています。その中の、白血球のお話です。
Ik stel me voor dat er veel mensen zijn die zich herinneren dat menselijk bloed bestaat uit rode bloedcellen, witte bloedcellen, bloedplaatjes en plasma, een vloeibaar bestanddeel, dat ze in de wetenschap of scheikunde hebben geleerd toen ze student waren. Dit is het verhaal van witte bloedcellen.

白血球には、リンパ球、単球（マクロファージ、樹状細胞）、顆粒球（かりゅうきゅう）が含まれています。その中のリンパ球には、Tリンパ球、Bリンパ球、ナチュラル・キラー（NK）細胞が含まれています。その中のTリンパ球には、キラーT細胞やヘルパーT細胞が含まれています。

　Leukocyten omvatten lymfocyten, monocyten (macrofagen, dendritische cellen) en granulocyten. Lymfocyten daarin omvatten T-lymfocyten, B-lymfocyten en natural killer (NK) cellen. Onder de T-lymfocyten bevinden zich killer-T-cellen en helper-T-cellen.

　ここまで、読んでいただければ、これまで、説明してきた、T細胞はTリンパ球と呼ばれていることに気がつきます。胸腺から出てくるのはTリンパ球（T細胞）なんだなぁと認識できれば御の字です。

　Als je tot hier hebt gelezen, zul je merken dat de T-cellen die we tot nu toe hebben uitgelegd, T-lymfocyten worden genoemd. Ik zou het op prijs stellen als u zou kunnen herkennen dat het T-lymfocyten (T-cellen) zijn die uit de thymus komen.

ヘルパーT細胞とサイトカイン
Helper-T-cellen en cytokinen

　ヘルパーT細胞が出すサイトカインの説明を引用します。
　Ik zal de beschrijving aanhalen van cytokinen die door helper-T-cellen worden geproduceerd.

　サイトカインは、一つひとつの細胞から分泌されるタンパク質で、細胞間伝達分子と呼ばれているように、様々な情報を運び、その情報によって細胞を活性化させたり、鎮（しず）めたりする役割を果たしています。
　Cytokinen zijn eiwitten die door elke cel worden uitgescheiden, en zoals ze intercellulaire communicatiemoleculen worden genoemd, dragen verschillende informatie over en spelen de rol van het activeren of kalmeren van cellen volgens de informatie.

　構造や作用によって、いくつもの種類のサイトカインがあることがわかっています。がん細胞と免疫にかんするサイトカインとしては、インターロイキン、インターフェロン、腫瘍壊死因子（しゅようえしいんし）がよく知られています。
　We weten dat er verschillende soorten cytokinen zijn, afhankelijk van hun structuur en werking. Interleukinen, interferonen en tumornecrosefactoren zijn bekende cytokinen die verband houden met kankercellen en immuniteit.

がん細胞が発見されると、マクロファージや樹状細胞が、がん細胞やその死骸を食べると同時に、どんな種類のがんが発生したのかをT細胞に知らせます。情報を受けたT細胞は興奮し活性化されます。そして、ヘルパーT細胞が、攻撃部隊であるキラーT細胞を目覚めさせ、がん細胞に攻撃を仕掛けるのです。

Wanneer kankercellen worden gevonden, eten macrofagen en dendritische cellen de kankercellen en hun dode lichamen op en vertellen ze tegelijkertijd aan T-cellen wat voor soort kanker zich heeft ontwikkeld. Na ontvangst van de informatie worden de T-cellen opgewonden en geactiveerd. De helper-T-cellen wekken de aanvallende kracht, de killer-T-cellen, en vallen de kankercellen aan.

　この一連のシステムの仲立ちをしているのが、サイトカインです。IL-2、IL-12などが刺激伝達の役割を果たします。免疫細胞のひじょうに緻密（ちみつ）なシステムがよく言われますが、サイトカインがあってはじめて成り立っているものなのです。

Cytokinen bemiddelen deze reeks systemen. IL-2, IL-12, enz. spelen een rol bij de overdracht van prikkels. Er wordt vaak gezegd dat er een zeer dicht systeem van immuuncellen is, en dat wordt mogelijk gemaakt dankzij cytokinen.

【参考文献】がんを治す医療辞典決定版　最新の現代医学から確かな代替療法まで。
「がん」と闘うための総合辞典
（総監修）帯津良一

ヘルパーT細胞の説明を引用します。
Ik zal de beschrijving van helper-T-cellen citeren.

　免疫の研究が進んで、興味深い事実が数多くわかってきました。その一つが、免疫には「液性免疫」と「細胞性免疫」があるということです。
Vooruitgang in immunologisch onderzoek heeft veel interessante feiten aan het licht gebracht. Een daarvan is dat er "humorale immuniteit" en "cellulaire immuniteit" zijn in immuniteit.

　液性免疫は、真菌や細菌に対する免疫です。マクロファージや樹状細胞が真菌や細菌を取り込み、その情報をヘルパーT細胞に伝えます。ヘルパーT細胞は二種類あり、この時に活性化するのは、２型のヘルパーT細胞（Th2）です。Th2は、IL-4、IL-5、IL-10などを分泌して、B細胞などを刺激します。
Humorale immuniteit is immuniteit tegen schimmels en bacteriën. Macrofagen en dendritische cellen nemen schimmels en bacteriën op en geven de informatie door aan helper-T-cellen. Er zijn twee soorten helper-T-cellen en type 2 helper-T-cellen (Th2) worden op dit moment geactiveerd. Th2 scheidt IL-4, IL-5, IL-10, enz. af om B-cellen en andere te stimuleren.

細胞性免疫は、がん細胞などに対する免疫です。マクロファージや樹状細胞は、がん細胞を取り込んだのち、１型ヘルパーT細胞（Th1）を活性化させるためのサイトカインであるIL-12を放出します。Th1は、IL-2やインターフェロンγ（IFN-γ）を出して、キラーT細胞やNK細胞を活性化させます。

Celgemedieerde immuniteit is immuniteit tegen kankercellen. Na het verzwelgen van kankercellen, laten macrofagen en dendritische cellen IL-12 vrij, een cytokine dat type 1 helper T-cellen activeert (Th1). Th1 scheidt IL-2 en interferon-γ (IFN-γ) af om killer T-cellen en NK-cellen te activeren.

　液性免疫と細胞性免疫は、お互いに微妙なバランスを取り合っています。２つの細胞には、一方が高まりすぎると、一方を抑制してしまうという関係があることがわかってきました。

Humorale en cellulaire immuniteit zijn in een delicaat evenwicht met elkaar. Gebleken is dat er een relatie is tussen de twee cellen, waarbij als de ene te hoog is, de andere wordt onderdrukt.

　つまり、がん細胞を攻撃する細胞性免疫が十分に働くためには、液性免疫の作用が抑えられなければならないのです。

Met andere woorden, om de celgemedieerde immuniteit, die kankercellen aanvalt, voldoende te laten werken, moet de werking van de humorale immuniteit worden onderdrukt.

免疫力は、「液性」「細胞性」を区別することなく全体で「高まる」「低下する」という図式で語られてきましたが、より深く研究していくと、デリケートなバランスがあることがわかってきたのです。

Immuniteit is beschreven in termen van "toename" en "afname" als geheel zonder onderscheid te maken tussen "humoraal" en "cellulair". Bij diepere studie werd echter duidelijk dat er een delicaat evenwicht is.

免疫が高まるといっても、がんを治療するには、細胞性免疫の方を高めないと意味がないということになります。

Zelfs als de immuniteit wordt versterkt, heeft het geen zin om kanker te behandelen, tenzij de celgemedieerde immuniteit wordt versterkt.

そのためには、IL-12やIFN-γというサイトカインの産生で促（うなが）すことが必要となってくるのです。

Voor dat doel is het noodzakelijk om de productie van cytokinen zoals IL-12 en IFN-γ te bevorderen.

【参考文献】がんを治す医療辞典決定版　最新の現代医学から確かな代替療法まで。
「がん」と闘うための総合辞典
（総監修）帯津良一

読みながら、首を縦（たて）に振りながら「ふ〜ん」って思いました。

Ik dacht "Hmm" tijdens het lezen.

専門用語を見ると、読み込む前に「うっ」となって敬遠（けいえん）してしまいがちですが、言っていることは単純で、私達の人体は、真菌や細菌の病気に対しては、２型のヘルパーＴ細胞を介してＢ細胞などを刺激して液性免疫を獲得（かくとく）しています。

　Als je technische termen ziet, heb je de neiging ze uit de weg te gaan. Maar wat er staat is simpel. Ons menselijk lichaam verwerft humorale immuniteit tegen schimmel- en bacteriële ziekten door B-cellen te stimuleren via type 2-helper-T-cellen.

　また、がん細胞やウィルスに感染した細胞（コロナや風邪）の病気に対しては、１型のヘルパーＴ細胞を介してキラーＴ細胞やＮＫ細胞を活性化させて細胞性免疫を獲得（かくとく）しています。

　Bovendien wordt tegen ziekten veroorzaakt door kankercellen en met virus geïnfecteerde cellen (coronavirus en verkoudheid) celgemedieerde immuniteit verkregen door het activeren van killer-T-cellen en NK-cellen via type 1-helper-T-cellen.

　この２つの免疫機能は絶妙なバランスを保ちながら作用していて、どちらか一方が高まれば、どちらか一方が抑えられる仕組みとなっています。

　Deze twee immuunfuncties werken terwijl ze een perfect evenwicht behouden, en als de ene toeneemt, wordt de andere onderdrukt.

このことから、分かってくることは、T細胞が中心になって免疫系を支配していることが見えてきます。
　Hieruit kunnen we zien dat T-cellen een centrale rol spelen bij het beheersen van het immuunsysteem.

　ここが肝心なところと理解していただけたら御の字です。
　Ik hoop dat u begrijpt dat dit het belangrijkste punt is.

　T細胞は胸腺から作られていることが知られていますから、T細胞を安定的に供給できるように胸腺を活性化することができれば、真菌や細菌の病気も、がんやウィルスに感染した細胞の病気（コロナや風邪）も、バランス良く免疫を獲得（かくとく）することが可能になると推測できます。
　Het is bekend dat T-cellen uit de thymus worden gemaakt. Daarom, als we de thymus kunnen activeren om te zorgen voor een stabiele toevoer van T-cellen, zullen we in staat zijn om een goed uitgebalanceerde immuniteit te verwerven tegen schimmel- en bacteriële ziekten, evenals tegen kanker en virus-geïnfecteerde celziekten (coronavirus en verkoudheid). m ervan uitgaande dat het mogelijk zal zijn.

がんもコロナも、ほとんどの病気が胸腺から発生するT細胞にかかっていることが見えてきます。胸腺を活性化することさえできれば、怖いものなしとなることが手に取るように推測できるわけです。

　We kunnen zien dat kanker, corona en de meeste ziekten afhankelijk zijn van T-cellen die worden gegenereerd door de thymus. Zolang je de thymus kunt activeren, kun je raden dat er niets is om bang voor te zijn.

自律神経
autonome zenuwen

　自律神経を主軸に免疫機能を調べました。その内容を引用します。

　We onderzochten de immuunfunctie die zich concentreert op het autonome zenuwstelsel. Ik citeer de inhoud ervan.

　自律神経は本来、心臓や胃腸、呼吸器、血管、汗腺などのはたらきをコントロールしている神経です。脳の指令を受けずに独立してはたらくことから、自律神経と呼ばれています。脳が休んでいる睡眠時間でも、自律神経のコントロールによって心臓は休まずにはたらき続けています。

　Autonome zenuwen zijn oorspronkelijk zenuwen die de functies van het hart, het maagdarmkanaal, het ademhalingssysteem, de bloedvaten en de zweetklieren regelen. Het wordt het autonome zenuwstelsel genoemd omdat het onafhankelijk werkt zonder opdrachten van de hersenen te ontvangen. Zelfs tijdens de slaap, wanneer de hersenen rusten, blijft het hart werken zonder rust vanwege de controle van het autonome zenuwstelsel.

　自律神経には、交感神経と副交感神経があり、正反対のはたらきをしています。交感神経は運動や緊張をしたときなどに優位になり、心臓の拍動を高め、血管を収縮させ、体を活動的な状態にします。

Het autonome zenuwstelsel bestaat uit het sympathische en parasympathische zenuwstelsel, die tegengestelde functies hebben. Het sympathische zenuwstelsel wordt dominant tijdens inspanning en spanning, het verhoogt de hartslag, vernauwt de bloedvaten en brengt het lichaam in een actieve toestand.

　一方の副交感神経は、休息しているときに優位になる神経で、心拍数を下げ、血管を拡張します。副交感神経がはたらくことで、心身がリラックスし、消化液の分泌や排便が促（うなが）されます。

De parasympathische zenuwen daarentegen zijn dominant in rust, vertragen de hartslag en verwijden de bloedvaten. Door de parasympathische zenuwen te werken, worden lichaam en geest ontspannen en wordt de afscheiding van spijsverteringssappen en ontlasting gestimuleerd.

　白血球は、赤血球とともに血液の重要な成分のひとつです。赤血球が栄養分や酸素を細胞に運び、老廃物や二酸化炭素を回収するという仕事をしています。

Witte bloedcellen zijn samen met rode bloedcellen een van de belangrijke componenten van bloed. Rode bloedcellen vervoeren voedingsstoffen en zuurstof naar cellen en verwijderen afvalproducten en koolstofdioxide.

　一方、白血球は感染やがんから体を守るはたらきをしてい

ます。その数は、赤血球が１０００個に対して白血球が１個という割合です。

Aan de andere kant werken witte bloedcellen om het lichaam te beschermen tegen infectie en kanker. De verhouding is 1 witte bloedcel op 1000 rode bloedcellen.

白血球の中身を見ると、健康な人では顆粒球（かりゅうきゅう）がおおむね６割に対して、リンパ球がおおむね４割の割合です。

Kijkend naar de inhoud van witte bloedcellen, bij een gezond persoon, bestaat ongeveer 60% uit granulocyten en ongeveer 40% uit lymfocyten.

顆粒球は、真菌や大腸菌、細胞の死骸、カビなどの比較的大きなサイズの異物を食べて処理します。このときに、酸化力の強い物質（活性酸素）を出して異物を破壊します。活性酸素ががんの発生、増殖と大いにかかわっています。

Granulocyten eten en verwerken relatief grote vreemde stoffen zoals schimmels, E. coli, dode cellen en schimmels. Op dit moment komen stoffen met een sterk oxiderend vermogen (actieve zuurstof) vrij om vreemde stoffen te vernietigen. Actieve zuurstof is sterk betrokken bij de ontwikkeling en groei van kanker.

リンパ球は、ウィルスなど小さな異物を排除するときに活躍します。リンパ球は、異物を「抗原」として認識すると、「抗体」と呼ばれるタンパク質を作り、異物に対して無毒化するようにはたらきかけます。リンパ球には、ナチュラル・キラー（NK）細胞、T細胞、B細胞などの種類があります。

　Lymfocyten zijn actief in het elimineren van kleine lichaamsvreemde stoffen zoals virussen. Wanneer lymfocyten vreemde stoffen herkennen als "antigenen", produceren ze eiwitten die "antilichamen" worden genoemd en werken om de vreemde stoffen te ontgiften. Typen lymfocyten omvatten natuurlijke killercellen (NK-cellen), T-cellen en B-cellen.

　自律神経と白血球の間には、緊密な関係があります。
　Er is een nauwe relatie tussen autonome zenuwen en witte bloedcellen.

　自律神経は、内臓のはたらきを調整するときに神経の末端から神経伝達物質を分泌します。交感神経からはアドレナリンが、副交感神経からはアセチルコリンが出て内臓に緊張やリラックスの指令を出すのです。
　Autonome zenuwen scheiden neurotransmitters af van zenuwuiteinden om de functie van interne organen te reguleren. Adrenaline komt vrij uit de sympathische zenuwen en acetylcholine komt vrij uit de parasympathische zenuwen, die commando's geven aan de interne organen om spanning en ontspanning op te wekken.

アドレナリンは心も体も緊張させます。心臓の鼓動を上げ血管を収縮させます。逆にアセチルコリンは心身をリラックスさせます。消化や吸収、排泄を促進する作用もあります。

Adrenaline maakt lichaam en geest gespannen. Verhoogt de hartslag en vernauwt de bloedvaten. Omgekeerd ontspant acetylcholine lichaam en geest. Het bevordert ook de spijsvertering, opname en uitscheiding.

白血球の顆粒球とリンパ球では、アドレナリンやアセチルコリンに対して違う反応をします。顆粒球はアドレナリンで活発になり、アセチルコリンで活動が抑制されます。リンパ球はその反対です。

Granulocyten en lymfocyten, die witte bloedcellen zijn, reageren anders op adrenaline en acetylcholine. Granulocyten worden geactiveerd door adrenaline en geremd door acetylcholine. Lymfocyten zijn het tegenovergestelde.

つまり、交感神経が緊張すると、アドレナリンが分泌され顆粒球が反応します。副交感神経が優位になると、アセチルコリンが分泌されてリンパ球が反応します。反応するとは、活性化し、数も増えるということを意味しています。

Met andere woorden, wanneer de sympathische zenuwen gespannen raken, wordt adrenaline uitgescheiden en reageren granulocyten. Wanneer de parasympathische zenuw dominant wordt, wordt acetylcholine uitgescheiden en reageren lymfocyten. Reageren betekent activeren en in aantal toenemen.

顆粒球は、外から侵入してきた比較的大きな異物を攻撃する細胞です。つかまえて溶かしてしまう攻撃パターンをもっていますが、このときに武器として使うのが活性酸素です。
Granulocyten zijn cellen die relatief grote vreemde stoffen aanvallen die van buitenaf zijn binnengedrongen. Het heeft een aanvalspatroon van vangen en smelten, maar het gebruikt actieve zuurstof als wapen.

　活性酸素はひじょうに不安定な酸素のことで、安定するために周りの分子から電子を奪い取ります。電子が奪われた分子は、酸化という現象を起こし、一気に活性を失ってしまいます。さびてボロボロになってしまうのです。この性質を利用して、顆粒球は異物を処理しています。
Reactieve zuurstof is zuurstof die zo onstabiel is dat het elektronen steelt van omringende moleculen om het te stabiliseren. Moleculen waaruit elektronen zijn beroofd ondergaan een fenomeen dat oxidatie wordt genoemd en verliezen in één keer hun activiteit. Het zal roesten en uit elkaar vallen. Met behulp van deze eigenschap verwerken granulocyten vreemde stoffen.

　交感神経が緊張して顆粒球が多くなると、活性酸素の量も増えてきます。
Wanneer het sympathische zenuwstelsel gespannen raakt en het aantal granulocyten toeneemt, neemt ook de hoeveelheid actieve zuurstof toe.

通常、活性酸素は酵素によって除去されますが、酵素の能力を超えて発生した活性酸素は、あたりかまわず攻撃を仕掛けます。細胞が酸化し、DNAも傷つけられます。そのことが、細胞のがん化につながります。がん細胞が増殖していく原因にもなっているのです。

　Normaal gesproken wordt actieve zuurstof verwijderd door enzymen, maar actieve zuurstof die buiten het vermogen van enzymen wordt gegenereerd, zal aanvallen ongeacht de omgeving. Cellen worden geoxideerd en DNA wordt beschadigd. Dit leidt tot celcarcinogenese. Het zorgt er ook voor dat kankercellen groeien.

　活性酸素は、呼吸や細胞の新陳代謝によっても発生しますが、顆粒球が発するものがかなりの割合を占めるといわれています。つまり、顆粒球が増えれば増えるほど、がんは発生しやすくなります。

　Actieve zuurstof wordt ook gegenereerd door ademhaling en celmetabolisme, maar er wordt gezegd dat de actieve zuurstof die wordt uitgestoten door granulocyten een aanzienlijk deel uitmaakt. Met andere woorden, hoe meer granulocyten er zijn, hoe groter de kans dat kanker zich ontwikkelt.

　がん治療のためには、顆粒球を増やさないようにしたほうがいいということになります。顆粒球が増えるということは、相対的にリンパ球が減ることを意味します。

Voor de behandeling van kanker is het beter om het aantal granulocyten niet te verhogen. Een toename van granulocyten betekent een relatieve afname van lymfocyten.

顆粒球が増えることで、活性酸素による細胞のがん化が進み、がん細胞を排除するリンパ球の減少によって免疫力が下がるのですから、がん細胞にとっては最高に生きやすい環境といってもいいでしょう。

Naarmate granulocyten toenemen, worden cellen kankerachtig door actieve zuurstof, en als lymfocyten, die kankercellen elimineren, afnemen, verzwakt de immuniteit. Daarom kan worden gezegd dat het de beste omgeving is voor kankercellen om te leven.

つまり、がんを治すには、活性酸素を発生させる顆粒球を少なくし、がんを排除しようとはたらくリンパ球を増やし、がん細胞が生きにくい環境を作ればいいわけです。

Met andere woorden, om kanker te genezen, is het noodzakelijk om het aantal granulocyten dat actieve zuurstof genereert te verminderen en het aantal lymfocyten dat kanker probeert te elimineren, te verhogen, waardoor een omgeving wordt gecreëerd waarin kankercellen niet kunnen overleven.

がんを引き起こす要因。
Factoren die kanker veroorzaken.

- はたらきすぎの寝不足さん
- Gebrek aan slaap door overwerk

　睡眠をしっかりとれている場合は良いのですが、3～4時間の睡眠で、はたらき続けている人は、顆粒球の数が異常に多くなってしまい、活性酸素の量も増え、細胞の酸化が進みます。注意が必要です。
　Het is goed als je een goede nachtrust krijgt, maar voor mensen die blijven werken met 3 tot 4 uur slaap, zal het aantal granulocyten abnormaal toenemen, zal de hoeveelheid actieve zuurstof toenemen en zal de oxidatie van cellen optreden. Je moet voorzichtig zijn.

- 心の悩み
- zorgen van het hart

　不安や悩みや悲しみといったストレスは、脳の大脳辺縁系で感知され、視床下部へ伝えられます。
　Stress zoals angst, zorgen en verdriet wordt waargenomen in het limbische systeem van de hersenen en doorgegeven aan de hypothalamus.

　視床下部は自律神経や内分泌などのコントロールを司る場所です。視床下部はストレス刺激を受けてアドレナリンやノルアドレナリンを分泌させ交感神経の緊張状態を作ります。

De hypothalamus is een plaats die het autonome zenuwstelsel en de endocriene regelt. Wanneer de hypothalamus een stressstimulus ontvangt, scheidt deze adrenaline en noradrenaline af, waardoor een toestand van sympathische zenuwspanning ontstaat.

　その結果、心拍や呼吸が早まり、血圧が上がります。不安なことがあると、心拍が速くなるという体験はどなたにもあるのではないでしょうか。
　Als gevolg hiervan versnellen je hartslag en ademhaling en stijgt je bloeddruk. We weten allemaal dat angst je hart sneller laat kloppen.

　顆粒球を増やし、リンパ球を減らし、血流を悪くさせるという、がんを発生させ、増殖させる環境をもたらすのです。
　Door het aantal granulocyten te verhogen, het aantal lymfocyten te verminderen en de bloedstroom te verminderen, wordt een omgeving gecreëerd waarin kanker zich kan ontwikkelen en zich kan vermenigvuldigen.

　がん細胞の増殖を抑制し、治療にもって行くためには、リンパ球を増やして免疫力を上げなければなりません。リンパ球は副交感神経を優位にすることで増やすことができます。
　Om de groei van kankercellen te onderdrukken en voor behandeling te zorgen, is het noodzakelijk om het aantal lymfocyten te verhogen en de immuniteit te versterken. Lymfocyten kunnen worden verhoogd door de parasympathische zenuwen dominant te maken.

【参考文献】がんを治す医療辞典決定版　最新の現代医学から確かな代替療法まで。
「がん」と闘うための総合辞典
（総監修）帯津良一

顆粒球（かりゅうきゅう）とは
Wat zijn granulocyten?

　細胞の中に殺菌作用のある成分を含んだ「顆粒」を持つ白血球の総称です。好中球、好酸球、塩基球の3種類に分けられます。

Het is een algemene term voor witte bloedcellen met "korrels" die componenten bevatten met een bacteriedodende werking in de cellen. Ze zijn onderverdeeld in drie soorten: neutrofielen, eosinofielen en basofielen.

【参考文献】国立研究開発法人国立がん研究センターのホームページ

　読みながら、首を縦（たて）に振りながら「ふ〜ん」て思いました。
Ik dacht "Hmm" tijdens het lezen.

　交感神経も副交感神経も、2種類のヘルパーT細胞と同様にお互いのバランスをとりながら作用し合っているんだなぁと思えたらいいのかなと思いました。
Ik dacht dat het leuk zou zijn om te bedenken dat de sympathische zenuwen en parasympathische zenuwen samenwerken terwijl ze elkaar in evenwicht houden op dezelfde manier als twee soorten helper-T-cellen.

おそらく、どちらも必要で、バランスよく生活することが求められていると私は解釈しました。昼間は交感神経優位の状態で活動して、夜間は副交感神経を優位にして睡眠することを心がければバランスが良い生活サイクルになるのではないかと思います。

Ik interpreteer dat misschien beide nodig zijn en dat een evenwichtig leven vereist is. Ik denk dat als je overdag probeert te slapen met het sympathische zenuwstelsel dominant en 's nachts slaapt met het parasympathische zenuwstelsel, je een goed uitgebalanceerde levenscyclus zult hebben.

と、ここまででしたら、今までの、調査と変わりがなかったのですが、ついに、見つけました。どうすれば、免疫力が上がったと証拠として提示できるのか、いわば判断できる、評価対象物とは何か、その数値データはどうすれば得られるのか。その判断基準が見えてきました。

Tot nu toe is er niets veranderd ten opzichte van eerdere onderzoeken. Maar ik heb het eindelijk gevonden. Hoe kan ik bewijs overleggen dat mijn immuunsysteem is verbeterd? Met andere woorden, wat is het object van evaluatie dat kan worden beoordeeld? Hoe kan ik de numerieke gegevens krijgen? Daar heb ik de criteria voor gevonden.

自律神経免疫療法の評価基準。
Evaluatiecriteria voor immunotherapie van het autonome zenuwstelsel.

治療はリンパ球の数や白血球のなかに占める割合をチェックして、効果を確認しながら進められます。
　De behandeling wordt uitgevoerd terwijl het aantal lymfocyten en het percentage witte bloedcellen worden gecontroleerd om het effect te bevestigen.

　健康な人の場合、血液１mm³（立方ミリメートル）あたり２３００〜２６００個くらいのリンパ球が含まれています。
　In het geval van een gezond persoon bevat 1 mm³ (kubieke millimeter) bloed ongeveer 2300 tot 2600 lymfocyten.

　２０００個くらいが下限で、これ以下になると免疫力が低下して病気になりやすくなると言われています。
　Ongeveer 2.000 is de ondergrens, en er wordt gezegd dat als het aantal lager is dan dit, het immuunsysteem zal worden verzwakt en mensen vatbaarder zullen worden voor ziekten.

　がん患者は１５００個でも相当いいほうです。１５００個以下、抗がん剤などの治療を受けていると１０００個程度、それ以下になっている場合もあるといいます。
　Voor kankerpatiënten is 1500 best goed. Er wordt gezegd dat het aantal lymfocyten 1500 of minder is, en dat het ongeveer 1000 of zelfs minder kan zijn als u een behandeling krijgt zoals geneesmiddelen tegen kanker.

自律神経免疫療法では、リンパ球を２０００個程度にまで回復させるのが目標です。２０００個を超えてくると免疫力がじわじわと力をつけてくるのです。

Het doel van immunotherapie van het autonome zenuwstelsel is om het aantal lymfocyten te herstellen tot ongeveer 2000. Wanneer het de 2000 overschrijdt, wint de immuunkracht geleidelijk aan kracht.

【参考文献】がんを治す医療辞典決定版　最新の現代医学から確かな代替療法まで。
「がん」と闘うための総合辞典
（総監修）帯津良一

　これが欲しかった。これです。私が調べたかったこと。
Ik wilde dit. Deze. wat ik wilde weten.

　これを軸に愛と友情のエネルギーの使い方の評価をしていけばいいんだなってことがわかりました。
Ik realiseerde me dat ik op basis hiervan moest evalueren hoe ik de energie van liefde en vriendschap moest gebruiken.

　これをお読みの読者で、身近にがん患者様がいる場合、早急に愛と友情のエネルギーの使い方を試してみる価値がございます。
Als je dit leest en een kankerpatiënt dicht bij je hebt, is het de moeite waard om de energie van liefde en vriendschap zo snel mogelijk te gebruiken.

　私は、これから、私なりの研究を進めていきたいと考えております。

Vanaf nu wil ik graag verder met mijn eigen onderzoek.

が、しかし、今すぐ結果が出せるものでもございません。
Het is echter niet iets dat direct resultaat kan opleveren.

臨床試験と呼ばれる類のものをクリアしなければ医学的に認められたことにならないからです。
Dit komt omdat het niet medisch wordt erkend, tenzij het duidelijk maakt wat een klinische proef wordt genoemd.

ですから、一朝一夕で達成できるようなものではございません。
Daarom is het niet iets dat van de ene op de andere dag kan worden bereikt.

胸腺（きょうせん）のまとめ
Samenvatting van Thymus

　愛と友情のエネルギーの使い方に医学的根拠はあるのか、その問いに答えると、愛の力により免疫機能への効果を期待する声が医学者の中から現れてきている事実を鑑（かんが）みても、人間の免疫機能を司る主要器官である胸腺がハートの中心あたりに潜んでいる事実を鑑（かんが）みても、これからの研究の余地があると結論づけます。

　Is er een medische basis voor het gebruik van de energie van liefde en vriendschap? Ik zal die vraag beantwoorden. Er is een feit dat sommige medische wetenschappers zijn gaan verwachten dat de kracht van liefde een effect zal hebben op het immuunsysteem. Bovendien is er een feit dat de thymus, het belangrijkste orgaan dat de menselijke immuunfunctie regelt, verborgen is in het centrum van het hart. We concluderen dat er ruimte is voor verder onderzoek.

　また。未解決の問題として愛と友情のエネルギーの使い方をすることにより医学的に胸腺に刺激が与えられ、免疫機能を司るT細胞などに影響を与え、人間の免疫機能がアップする事象の確認と証明がされていない事実がございます。

　onopgeloste kwestie. Het feit dat het gebruik van de energie van liefde en vriendschap de thymusklier stimuleert, T-cellen aantast die de immuunfunctie regelen, enz., en de menselijke immuunfunctie verhoogt, is niet medisch bevestigd of bewezen.

今後の課題として、愛と友情のエネルギーの使い方をする前とした後の血液を採取して免疫機能にどれだけの影響が現れて、どれだけの効果が得られるのか、また、継続的に半年間、３年間と、愛と友情のエネルギーの使い方をした場合の結果をみて、どれだけの影響が現れて、どれだけの効果が得られるのか、調査できれば、医学的に免疫力を高める手法として証明されることになるのではないかと期待しています。

Toekomstige taken. Bloed afnemen voor en na het gebruik van de energie van liefde en vriendschap, hoeveel effect zal er optreden op de immuunfunctie en hoeveel effect wordt er verkregen? En als we kijken naar de resultaten van het continu gebruiken van de energie van liefde en vriendschap gedurende een half jaar tot drie jaar, hoeveel invloed zal er verschijnen en hoeveel effect zal worden verkregen? Als het kan worden onderzocht, hoop ik dat het zal worden bewezen als een methode om de immuniteit medisch te verhogen.

期待通りの結果が得られますと既存治療法などと併用して、がん治療に活かせる可能性を秘めているのではないかと推論づけています。

We speculeren dat als de verwachte resultaten worden verkregen, het misschien mogelijk is om het te gebruiken bij de behandeling van kanker door het te combineren met bestaande behandelingen.

もし、愛と友情のエネルギーの使い方に医学的なエビデンスや、科学的なエビデンスがあることが証明されてまいりますと、福島県でがんに怯（おび）えながら暮らしている人々の不安を少しでも軽減することが出来るようになるのではないかと期待して、この文書を締めくくらせていただきたいと思います。

　Als medisch en wetenschappelijk bewijs aantoont hoe de energie van liefde en vriendschap kan worden gebruikt, zal het mogelijk zijn om de angst te verlichten van mensen in de prefectuur Fukushima die bang zijn voor kanker.Ik zou dit document willen afsluiten met de hoop dat het zal worden mogelijk.

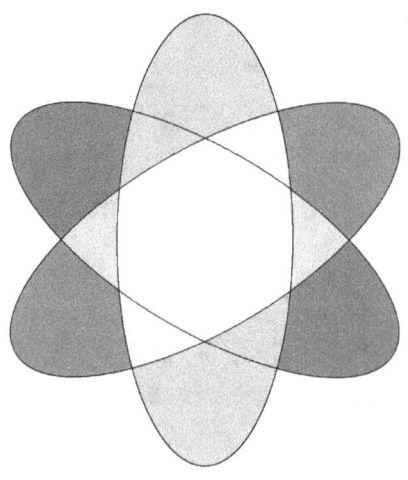

胸腺の活性化を体感した話
Een verhaal over het ervaren van de activering van de thymus

　上昇気流（アセンション）体験や覚醒体験を経て思うことがあります。
　Er zijn dingen waar ik aan denk nadat ik door de updraft (ascentie) ervaring en de ontwakingservaring ben gegaan.

　アセンションのクライマックスあたりに起こる現象の一つに胸腺（きょうせん）の活性化があります。肌感覚で体感できるレベルで胸腺の活性化が起こります。
　Een van de verschijnselen die zich voordoen rond het hoogtepunt van ascentie is de activering van de thymus. Activering van de thymus vindt plaats op een niveau dat door de huid kan worden gevoeld.

　その時の現象を文字にすると、熱く滾（たぎ）る胸の中心と言いますか、心臓の少し上あたりに蝶（ちょう）のような蝶番（ちょうつがい）のようなイメージのエネルギー体を感じました。そのことを翼（つばさ）と表現しても良いかもしれません。熱く滾（たぎ）る日の鳥と表現しても過言ではないかもしれません。

Als ik het fenomeen destijds onder woorden zou brengen, zou ik zeggen dat ik een energielichaam voelde met het beeld van een vlinderachtig "scharnier" in het centrum van mijn hart, een beetje boven mijn hart. Je zou het vleugels kunnen noemen. Het is misschien niet overdreven om het te beschrijven als een vogel van een brandende hete zon.

その胸腺の感覚を感じた時に、小４と言う言葉が連想されました。その頃の感覚を思い出して、あの頃の感覚って一番正しかった気がするなぁ。そして、一番良かった気がするなぁ。と思い返すのでした。男女の別がそれほど大きくなかった頃の感覚です…みんなが友達だった頃の感覚です。

Toen ik die 'thymus'-sensatie voelde, kwam het woord 'vierde klas' in me op. Ik herinner me de gevoelens die ik had toen ik in de vierde klas zat, en ik heb het gevoel dat die gevoelens het meest correct waren. En ik denk dat het de beste is. Ik herinnerde het me. Het voelt alsof het onderscheid tussen mannen en vrouwen nog niet zo groot was... toen iedereen vrienden was.

胸腺が一生涯のうちで一番活性化される時期は小学４年生頃をピークにするのだそうです。小４をピークに胸腺は生涯をかけて７０歳くらいまで萎縮し続けていくそうです。小４と連想された体験と一致していてビックリしました。小４を年齢に換算すると１０歳です。

　Het lijkt erop dat de tijd dat de thymus het meest wordt geactiveerd in iemands leven piekt rond de vierde klas van de basisschool. Er wordt gezegd dat de thymus de rest van zijn leven zal blijven atrofiëren, met een piek in de vierde klas van de basisschool, tot ongeveer 70 jaar. Ik was verrast dat het overeenkwam met de ervaring van de 4e klas van de lagere school. Een vierdeklasser op de basisschool is 10 jaar oud.

【参考文献】wikipedia調べ　https://ja.wikipedia.org/wiki/%E8%83%B8%E8%85%BA

　そう言われてみれば、あの頃を過ぎたあたりくらいから、男女の差が肉体的にも精神的にも大きく現れてきて、気が付いたら、大きな別が生まれていたなぁ。と…

　Nu ik erover nadenk, het verschil tussen mannen en vrouwen, zowel fysiek als mentaal, begon na die tijd te verschijnen, en voordat ik het wist, was er een groot verschil.

　そんなことあったなぁ…と、思いを巡らすのでした。

　Lang geleden was er zoiets. Ik heb erover nagedacht.

あの頃って、怪我（けが）をしても治りが良かった記憶があります。あれは、胸腺のおかげだったんだぁ。と思い返すのでした。

Ik herinner me dat zelfs als ik op dat moment gewond raakte, het goed genas. Dat was te danken aan de thymus. Ik herinnerde het me.

また、上昇気流（アセンション）体験や覚醒体験をして、胸腺が活性化されてまいりますと、まるで、子供の心を取り戻したかのような感覚を味わえます。

Ascentie-ervaring en ontwakingservaring zullen uw thymus activeren en u zult het gevoel hebben dat u de geest van uw kind terug hebt.

子供の頃の感覚をリアルに味わえるような感覚です。

Het is een gevoel dat je echt het gevoel van de kindertijd kunt proeven.

純真な心と言いますか、なんでも楽しむ感覚と言いますか、いつも愉快（ゆかい）で楽しんでいるような、いつも笑っているような、ひじょうに良い、豊（ゆた）かな感覚を味わえます。

Je kunt zeggen dat het een onschuldig hart is, of je kunt zeggen dat je van alles geniet, het is een heel goed en rijk gevoel dat je altijd gelukkig bent, plezier hebt en altijd lacht.

現代の社会に不満を抱いていて、報われていない感覚や、救われていない感覚を、お持ちの方がいらっしゃいましたら、ぜひ、一度、この感覚を味わってみてはいかがでしょうか。

Als je ontevreden bent over de moderne samenleving en het gevoel hebt niet beloond of niet gered te zijn, waarom ervaar je dit gevoel dan niet een keer?

その感覚を味わえれるようになってまいりますと、ものの見方や考え方が一新されていって、満足して生きていける。そんな人生に変換していただけたら幸いです。

Wanneer je van dat gevoel gaat genieten, wordt je perspectief en manier van denken vernieuwd en kun je met voldoening leven. Ik zou het op prijs stellen als je het zou kunnen omzetten in zo'n leven.

血液検査の結果から見る、表の事情と裏の事情
resultaten van bloedonderzoek

　喜びの束（つか）の間、血液検査で見えてきた数値をピックアップします。血液検査の過去データ

　Voor een moment van vreugde pak ik de cijfers op die zijn gezien in de bloedtest. Historische bloedtestgegevens

採取日付 採取時間 伝票名	2016/05/10	2022/02/16 検体検査	2022/03/09 検体検査	2022/05/18 検体検査
WBC	6120	5240	5450	6780
RBC	563	550	565	552
Hgb	16.0	16.3	16.6	15.5
Hct	47.0	49.0	49.7	46.8
MCV	83	89	88	85
MCH	28.4	29.6	29.4	28.1 L
MCHC	34.0	33.3	33.4	33.1
PLT	24.9	31.9	34.7	37.9
白血球像				
Baso	0.3	0.6	0.7	0.6
Eosino	7.7 H	4.4	8.4 H	3.4
Stab				
Seg				
Neutro	62.3	53.4	46.0	62.7
Lympho	18.8	35.7	39.6	26.7
Mono	10.9 H	5.9	5.3	6.6
その他1	0.0	0.0	0.0	0.0
その他2	0.0	0.0	0.0	0.0
EBL	0.0	0.0	0.0	0.0
リンパ球（実数）	1150.0 L	1870.0 L	2160.0	1810.0 L
好中球（実数）	3810.0	2800.0	2500.0	4250.0
LD/IFCC		148	142	153
CK	83	436 H	90	166
BUN	15.3	11.6	11.9	18.0
CRE	0.91	0.93	0.91	0.84
UA		6.7	5.8	6.0
Na	142	142	142	142
K	3.9	3.9	3.7	3.7
Cl	102	106	105	104
HDL-C		43	40	38 L
LDL-C		172 H	195 H	197 H

２０２２年２月１６日、この日が初めて健康診断で再受診を促され掛かりつけの病院で受信した日です。この日に心臓のエコー検査などを受けて異常なしの診断を受けました。この時に、LDL-C、いわゆるLDLコレステロールの値が高いから、下げる努力をしていきましょうと告げられた日となります。

　16 februari 2022 is de dag waarop ik voor het eerst opnieuw een medische keuring moest ondergaan en kreeg in mijn familieziekenhuis. Op deze dag onderging hij een echocardiogram van het hart en er werden geen afwijkingen vastgesteld. Op dat moment kreeg ik te horen dat mijn LDL-C, het zogenaamde LDL-cholesterol, hoog was en dat ik moest proberen het te verlagen.

２０２２年３月９日、この日が、１回目の経過観察日です。数値が悪化しているのがわかります。この当時、それまで毎日の日課だった晩酌を１ヶ月絶ったんだから大丈夫と、まぁまぁ軽い認識をしておりました。が、しかし、結果が出て、考え方を改める方向へと促されていきます。そして、栄養士の方からのアドバイスもあり、適度な運動、ウォーキングをする習慣を身につけていき、食事療法も取り入れていきました。

　9 maart 2022, deze dag is de 1e overgangswaarnemingsdag. Je ziet dat de cijfers steeds slechter worden. Op dat moment dacht ik dat het wel goed zou komen omdat ik een maand lang stopte met drinken, wat mijn dagelijkse routine was. De resultaten komen echter naar buiten en ik zal worden aangespoord om mijn manier van denken te veranderen. Toen kreeg ik, op advies van een voedingsdeskundige, de gewoonte van matige lichaamsbeweging en wandelen, en nam ik ook een dieettherapie aan.

２０２２年５月１８日、この日が、２回目の経過観察日です。個人的には自信がありましたが、しかし、結果は脆くも更なる悪化が認められ、なんでだ？なんでだ？あれだけやったのにって思うような結果でした。この当時、血液検査の結果は悪化しておりますが、体重が激減していたこともあって、主治医の先生から、努力の跡が見られるので薬は処方せず経過観察をして見ましょうと言われ、３ヶ月後に診て見ましょうと言う話でこの日は終わりました。

　18 mei 2022, deze dag is de tweede overgangswaarnemingsdag. Persoonlijk had ik er vertrouwen in, maar de resultaten waren nog slechter, waarom? Waarom? Het was een resultaat dat ik dacht, ook al deed ik dat veel. De resultaten van de bloedtesten worden slechter, maar ik ben veel afgevallen, dus mijn arts zei tegen me: "Omdat je de tekenen van je inspanningen kunt zien, laten we de voortgang observeren zonder medicijnen voor te schrijven.", en de dag eindigde met het verhaal dat we over drie maanden naar de dokter moeten.

また、栄養士さんからのアドバイスで、袋とじインスタントラーメンの調理法で、それまでは、スープと具材（キャベツなど）と一緒に麺を茹でて、そのまま召し上がっていましたが、麺をスープとは別で茹でて湯切りしていただく方法を提案され、試して見たところ、あのこってりなラーメンが、あっさりラーメンへと変貌する調理法を教えていただいて、これならイケると、俄然やる気になっていたのを思い出します。

　Ik heb wat advies gekregen van mijn voedingsdeskundige. Het is een kookmethode van "Instant noodles in a bag". Tot die tijd werden de noedels samen met de soep en ingrediënten (kool, enz.) gekookt en zo gegeten. De voedingsdeskundige adviseerde me echter om de noedels apart van de soep te koken en het hete water af te tappen. Toen ik het probeerde, veranderde die rijke ramen in een lichte ramen. Ik herinner me dat ik ineens gemotiveerd was.

また、運動のウォーキングも、運動公園にある野球場の周りをグルグル回る方法から、景色を観察しながら歩くウォーキング、例えるならば、図書館まで歩いていって、図書館でクールダウンしながら読書して、良い感じになってきたらウォーキングを再開して家に帰るという方法を工夫しながら始めました。

Om te sporten veranderde ik van wandelen over het honkbalveld in het sportpark naar wandelen terwijl ik het landschap observeerde. Loop bijvoorbeeld naar de bibliotheek. Daarna las ik in de bibliotheek en toen ik me beter begon te voelen, ging ik verder met lopen en ging naar huis.

　同じ場所をグルグル回るウォーキングは目的がないから飽きてしまいますが、本を読みたいと目的を作って、動機付けて歩くウォーキングであれば意外と楽しめることに気がついたのでした。

In cirkels rond dezelfde plek lopen is saai omdat het geen doel heeft, maar ik realiseerde me dat wandelen met een motivatie om een boek te lezen verrassend leuk kan zijn.

　その中でも、半分歩けたらパイナップルジュースを飲んで良しとか、色々なご褒美を自分に与えたり、やり方を工夫していきました。

Onder hen heb ik mezelf verschillende beloningen gegeven, zoals het drinken van ananassap als ik halverwege kon lopen, en manieren bedacht om dat te doen.

２０２２年８月１０日
10 augustus 2022

　そして、満を持して迎えた２０２２年８月１０日。結果が出ました。ＬＤＬコレステロールと書かれている場所を観察していただければ、ＬＤＬコレステロールの値が下がっていっているのがわかるかと思います。

　Toen kwam 10 augustus 2022. Ik heb resultaten. Als je kijkt naar de plaats waar LDL-cholesterol wordt geschreven, zie je dat de waarde van LDL-cholesterol daalt.

No	検査項目	結果	下限値	上限値	コメント	コメント2	単位名称
1	白血球数	5590	3500	9700			/MCL
2	赤血球数	533	M438	577			マン/MCL
3	血色素量	15.0	M13.6	18.3			G/DL
4	ヘマトクリット	46.2	M40.4	51.9			%
5	MCV	87	M 83	101			FL
6	MCH	28.1 L	M28.2	34.7			PG
7	MCHC	32.5	M31.8	36.4			%
8	血小板数	29.9	14.0	37.9			マン/MCL
9	白血球像						
10	好塩基球	0.5	0.0	2.0			%
11	好酸球	5.0	0.0	7.0			%
12	桿状核球		0.0	19.0			%
13	分葉核球		27.0	72.0			%
14	好中球	45.2	42.0	74.0			%
15	リンパ球	42.9	18.0	50.0			%
16	単球	6.4	1.0	8.0			%
17	その他1	0.0		0.0			%
18	その他2	0.0		0.0			%
19	赤芽球	0.0		0.0			/100WBC
20	リンパ球（実数）	2400.0		GT 2000			/MCL
21	好中球（実数）	2520.0					/MCL
22	LD/IFCC	136	120	245			U/L
23	CK	109	M 50	230			U/L
24	尿素窒素	14.6	8.0	20.0			MG/DL
25	クレアチニン	0.93	M 0.65	1.09			MG/DL
26	尿酸	6.7	M 3.6	7.0			MG/DL
27	ナトリウム	142	135	145			MEQ/L
28	カリウム	4.1	3.5	5.0			MEQ/L
29	クロール	108	98	108			MEQ/L
30	総コレステロール	212	150	219			MG/DL
31	中性脂肪	206 H	50	149			MG/DL
32	HDLコレステロール	40	M 40	80			MG/DL
33	LDLコレステロール	155 H	70	139			MG/DL

しかし、注意点があります。栄養士さんからのご指摘がありました。ウォーキングの時どんなドリンクを飲まれていますか？と問われたので、即答でパイナップルジュースです。って答えました。すると、栄養士さんの方が合点がいかれたようで「それだ」って言われました。僕は目が飛び出るように驚きました。笑。

Er is echter een voorbehoud. Ik heb wat advies gekregen van mijn voedingsdeskundige. Wat voor drankje drink je als je loopt? Ik werd gevraagd, dus het directe antwoord is ananassap. Ik antwoorde. Toen leek de voedingsdeskundige overtuigd en zei: "Dat is de oorzaak." Ik was zo verrast dat mijn ogen eruit sprongen.

　どうやら、甘いドリンクを飲むと中性脂肪が高くなるんだそうです。そこで、ウォーキングの際は、完全にパイナップルジュースを辞めるのは大変だろうから、お茶や麦茶などと交互に飲んでくださいねって愛嬌（あいきょう）の意をいただきました。

　Blijkbaar verhoogt het drinken van zoete dranken "neutraal vet". Daarom zou het tijdens het lopen moeilijk zijn om helemaal te stoppen met ananassap, dus vertelde hij me om het drinken af te wisselen met groene thee of gerstthee.

と、目に見えるお話はここまでとして、ここからは、思いっきり常識を吹っ飛ばしたようなお話をしてまいります。
　Dit is het einde van het verhaal dat met het blote oog kan worden gezien, en vanaf nu zal ik het hebben over dingen die het gezond verstand wegblazen.

　２０１９年７月１０日より、クリスタルヒーリングを伝授され、毎日のようにように執り行っていった結果、半年後にアセンションを体験しました。それ以来、毎日のようにアセンションさせる日々を過ごしていき、２０２２年５月中旬頃、恐怖体験を伴（ともな）う覚醒体験をしました。覚醒体験へと移り進む過程にて、たまたま血液検査をしていたわけでした。
　Vanaf 10 juli 2019 heb ik kristalhealing geleerd, en als gevolg van het bijna elke dag uitvoeren, ervoer ik een half jaar later hemelvaart. Sindsdien bracht ik mijn dagen bijna elke dag oplopend door, en rond half mei 2022 had ik een ontwakingservaring vergezeld van een angstaanjagende ervaring. In het proces van de overgang naar de ontwakingservaring, kreeg ik toevallig een bloedtest.

　では、２０２２年５月１８日の資料を見てまいりましょう。
　Laten we eens kijken naar de materialen voor 18 mei 2022.

２０２２年５月１８日、血液検査の結果
Bloedonderzoekresultaten op 18 mei 2022

No	検査項目	結果	下限値	上限値	コメント	コメント2	単位名称
1	白血球数	6780	3500	9700			/MCL
2	赤血球数	552	M438	577			マン/MCL
3	血色素量	15.5	M13.6	18.3			G/DL
4	ヘマトクリット	46.8	M40.4	51.9			%
5	MCV	85	M 83	101			FL
6	MCH	28.1 L	M28.2	34.7			PG
7	MCHC	33.1	M31.8	36.4			%
8	血小板数	37.9	14.0	37.9			マン/MCL
9	白血球像						
10	好塩基球	0.6	0.0	2.0			%
11	好酸球	3.4	0.0	7.0			%
12	桿状核球		0.0	19.0			%
13	分葉核球		27.0	72.0			%
14	好中球	62.7	42.0	74.0			%
15	リンパ球	26.7	18.0	50.0			%
16	単球	6.6	1.0	8.0			%
17	その他1	0.0		0.0			%
18	その他2	0.0		0.0			%
19	赤芽球	0.0					/100WBC
20	リンパ球（実数）	1810.0 L		GT 2000			/MCL
21	好中球（実数）	4250.0					/MCL
22	LD/IFCC	153	120	245			U/L
23	CK	166	M 50	230			U/L
24	尿素窒素	18.0	8.0	20.0			MG/DL
25	クレアチニン	0.84	M 0.65	1.09			MG/DL
26	尿酸	6.0	M 3.6	7.0			MG/DL
27	ナトリウム	142	135	145			MEQ/L
28	カリウム	3.7	3.5	5.0			MEQ/L
29	クロール	104	98	108			MEQ/L
30	総コレステロール	241 H	150	219			MG/DL
31	中性脂肪	125	50	149			MG/DL
32	HDLコレステロール	38 L	M 40	80			MG/DL
33	LDLコレステロール	197 H	70	139			MG/DL

この当時は、まだ、覚醒体験はしておりません。が、しかし、覚醒体験へと移り進む過程であったことは間違いありません。いわゆる、恐怖体験真（ま）っ只中（ただなか）の頃だったと思い返します。正確には２０２２年５月２７日に堪（たま）り兼（か）ねて病院に縋（すが）っていっていますし、２０２２年５月２１日の頃には当時ネット販売していた天然石ショップを閉じる決断をした閉店クーポンを発行している形跡があるので、おそらく、時期的に、かごめの話などが現れていた頃だと推測しています。

　Op dit moment heb ik nog geen ontwaken ervaren. Het lijdt echter geen twijfel dat het een proces was van overgang naar een ontwakende ervaring. Ik herinner me dat ik midden in een zogenaamde angstige ervaring zat. Om precies te zijn, ik reken op 27 mei 2022 op het ziekenhuis. Rond 21 mei 2022 zijn er aanwijzingen dat er een sluitingsbon werd uitgegeven die besloot de natuursteenwinkel die op dat moment online verkocht werd te sluiten, dus het was waarschijnlijk rond de tijd dat Kagome's verhaal verscheen.

　その当時の血液の資料があるなんて、奇跡としか言いようがありません。よくぞ受診して血液検査していたなぁ。と今となっては健康診断に感謝しています。

　Ik kan alleen maar zeggen dat het een wonder is dat er een bloeddocument uit die tijd is. Ik denk dat ik op een goed moment een bloedtest heb gedaan. En nu ben ik dankbaar voor de gezondheidsdiagnose.

実際問題、覚醒体験をいつしたのかと言われると、正直、いつ、覚醒体験をしたのかは定かではありません。２０２２年６月初旬頃だったんだろうなと今、思い返します。

　In feite, toen ik werd gevraagd wanneer ik mijn ontwakingservaring had, weet ik eerlijk gezegd niet wanneer ik mijn ontwakingservaring had. Ik denk dat het begin juni 2022 was.

　なぜ、この貴重な体験が曖昧（あいまい）になっているのかと言うと、覚醒体験へ移り進んで行く最中（さいちゅう）は、本当に何もかもを手放して行く過程にありました。２００万円かけて始めた天然石屋も閉店させ、それまで出版してきた本を全部廃盤にしたり、それまで発信してきたnoteのアカウントを完全に削除したりと、まぁ、まぁ、記録が残っていないのです。断片を洗いざらいして、だいたいこの辺にこんなことがあったよね。といった具合で、その当時の必死さを思い返します。

　De reden waarom deze kostbare ervaring dubbelzinnig is geworden, is dat ik tijdens de overgang naar de ontwakingservaring bezig was alles echt los te laten. Ik sloot ook de natuursteenwinkel die ik begon met 2 miljoen yen. Alle boeken die tot nu toe zijn gepubliceerd, zijn stopgezet. Tot die tijd heb ik het account dat het artikel heeft gepost en verzonden, volledig verwijderd. Er zijn geen records meer. Fragmenten van herinneringen verzamelen, het is alsof zoiets hier in de buurt is gebeurd. Ik herinner me de wanhoop van die tijd. Daarom worden waardevolle ervaringen verduisterd.

実際問題、当時は、本当に、それどころではなかった。
Werkelijk probleem. Ik was toen echt in de war.

なぜならば、ヒーリングを人に伝えることにすら抵抗を覚えていたからです。こんな苦しい思いをするんだったら教えない方が良いのではないか、そもそも、アセンションや覚醒体験を望んでいる人がいるとも限らないし、僕のただの自己満足なんだったら、伝えることをやめた方がいいのではないかとか考えていました。

Omdat ik terughoudend was om mensen zelfs maar over genezing te vertellen. Als je zo'n pijnlijke ervaring meemaakt, zou het dan niet beter zijn om geen les te geven in genezing? In de eerste plaats willen niet alle mensen ascentie of een ervaring van ontwaken. Ik dacht dat als het alleen maar mijn zelfgenoegzaamheid was, het beter zou zijn om het ze niet meer te vertellen.

しかし、その体験後、正常に戻っていく体と、健常になる心と、思いがけない発見。覚醒体験へと移り進む過程にて発生する胸腺（きょうせん）の感覚。もしかしたら、この胸腺（きょうせん）の感覚を用いたヒーリングを伝授すれば、世の中の誰かが救われるかもしれないと思うようになってくると、ヒーリングを伝えて行く原動力になっていきました。

Na die ervaring werd mijn lichaam echter weer normaal, mijn geest werd gezond en ik deed een onverwachte ontdekking. Een thymus-sensatie die optreedt tijdens de overgang naar een ontwakende ervaring. Toen ik begon te denken dat misschien iemand in de wereld zou kunnen worden gered als ik genezing zou onderwijzen met behulp van dit thymus-zintuig, werd het de drijvende kracht om genezing te onderwijzen.

　胸腺は人間の免疫機能の中枢、中核を担う存在で、コロナやガンから身を守るＴ細胞（Ｔリンパ球）を成熟させる器官であることがわかってきます。胸腺を活性化さすることさえできれば、人間の免疫機能を強化向上させることができると言えるのではないかと素人ながらに思えてならないわけであります。

　De thymus speelt een centrale rol in de menselijke immuunfunctie en het is nu bekend dat het een orgaan is dat T-cellen (T-lymfocyten) laat rijpen die het lichaam beschermen tegen coronavirussen en kanker. Ik kan het niet helpen, maar denk dat als we de thymus kunnen activeren, we kunnen zeggen dat we de menselijke immuunfunctie kunnen versterken en verbeteren.

　そう言ったことが見えてきて、初めて、胸腺活性化ヒーリングを公開するに至った訳でありました。
　Pas nadat ik me dit realiseerde, kon ik de Thymus Activation Healing voor het publiek openen.

また、２０２２年７月１９日に、家庭内にコロナ陽性患者が出て保健所の指示に従い一週間程、隔離生活をしました。

Op 19 juli 2022 was er een corona-positieve patiënt in mijn huis en heb ik volgens de instructies van het volksgezondheidscentrum ongeveer een week in quarantaine geplaatst.

その際に胸腺活性化ヒーリングをして、どうなるのか様子をみてみたところ、僕自身、喉（のど）がイガイガするくらいの症状は出たものの、咳（せき）や発熱などの症状は出ることがなく、一週間の隔離生活を無事に過ごすことができました。

In die tijd probeerde ik thymus activatie genezing en zag wat er zou gebeuren. Zelf had ik symptomen die mijn keel irriteerden, maar ik had geen symptomen zoals hoesten of koorts, en ik heb veilig een week in quarantaine kunnen zitten.

たまたま、僕にコロナが移らなかっただけか、胸腺活性化ヒーリングのおかげなのかはわかりませんが、難を逃れることができました。

Ik weet niet of het gewoon gebeurde dat het coronavirus zich niet naar mij verspreidde of dat het het effect was van de genezing van de activatie van de thymus, maar ik kon aan de moeilijkheid ontsnappen.

また、コロナ陽性患者の方にも、胸腺活性化ヒーリングを伝授して、経過観察をしてみたところ、重症化せずに済んでいます。もちろん、薬のお陰もあってのことだとは思いますが、コロナ陽性患者の方が言うには、胸腺活性化ヒーリングを行うことによって気分的に楽になったと事後報告を受けています。

Voor de corona-positieve patiënten leerde ik de thymusactiveringsgenezing en probeerde ik de overgang te observeren. Daardoor overleefde hij zonder ernstig ziek te worden. Natuurlijk, ik denk dat het door het medicijn komt. We hebben echter meldingen ontvangen dat corona-positieve patiënten zich beter voelen na het uitvoeren van thymusactiveringsgenezing.

ちなみにですが、うちの家族は全員、稀に見る、ワクチン未接種者です。そんな環境でも軽症で済んでいます。

Trouwens, mijn hele familie zijn zeldzame, niet-gevaccineerde mensen. Zelfs in zo'n omgeving zijn de symptomen mild.

この経験後、２０２２年８月１０日に通院して血液検査を受けてきました。

Na deze ervaring ging ik op 10 augustus 2022 naar het ziekenhuis en kreeg een bloedtest.

　覚醒体験へと移り進む過程で奇跡的に血液検査をした結果と、覚醒体験を経てコロナにも打ち勝った後に血液検査をした結果を見比べてみると面白い結果が見えてきます。

Als je de resultaten vergelijkt van een bloedtest die op wonderbaarlijke wijze is uitgevoerd tijdens de overgang naar de Awakening Experience en de resultaten van een bloedtest na het overwinnen van de corona na het doorlopen van de Awakening Experience, zul je interessante resultaten zien.

２０２２年５月１８日（覚醒体験前）
　リンパ球数（実数）　1810.0 /MCL
　好中球（実数）4250.0 /MCL
18 mei 2022 (vóór het ontwaken)
　Aantal lymfocyten (reëel aantal) 1810.0 /MCL
　Neutrofielen (reëel getal) 4250.0/MCL

２０２２年８月１０日（覚醒体験後）
　リンパ球数（実数）　2400.0 /MCL
　好中球（実数）2520.0 /MCL
10 augustus 2022 (na de ontwakingservaring)
　Aantal lymfocyten (reëel aantal) 2400,0 /MCL
　Neutrofielen (reëel getal) 2520.0/MCL

もちろん、５月は花粉やカビが増殖する期間であることなど考察すると、季節的な数値の変化もあるでしょうし、一概にリンパ球数が上がっていれば良いと言う訳でもなくて、バランスが取れていることが求められています。
　Gezien het feit dat stuifmeel en schimmels in mei groeien, zullen er natuurlijk seizoensveranderingen in de aantallen zijn. Het hoeft niet per se te betekenen dat het goed is als het aantal lymfocyten stijgt, maar het is wel vereist dat het in balans is.

　なぜならば、リンパ球数が異常に高くなると、それはそれで病気と疑われますし、リンパ球数が異常に低くなると、それはそれで病気を疑われます。
　Dit komt omdat wanneer het aantal lymfocyten abnormaal hoog is, het wordt vermoed als een ziekte, en wanneer het aantal lymfocyten abnormaal laag is, wordt het als een ziekte vermoed.

　ですので、一概に量が多ければ良いと言うことではなくて、バランスが取れていて、尚且つ、活性化されていることが肝となります。
　Het is dus niet per se zo dat hoe groter de hoeveelheid, hoe beter, maar het is wel belangrijk dat het goed in balans is en geactiveerd wordt.

　ですので、この数値から胸腺が活性化されたと判定することはできないと自覚しますが。結果的に数値は良いなぁって思っています。今、俺、健全だ。

Daarom ben ik me ervan bewust dat het niet mogelijk is om te beoordelen dat de thymus wordt geactiveerd op basis van deze waarde. Toch denk ik dat de cijfers goed zijn. Ik ben nu gezond.

また、胸腺活性化ヒーリングで胸腺が活性化されたと評価する方法が見つかっていない現状に気が付いています。どうすれば、胸腺が活性化されたと評価できるのか知りたいなぁと思い始めています。

Ik ben me ook bewust van de huidige situatie dat er geen methode is gevonden om te evalueren dat de thymus is geactiveerd door genezing door activatie van de thymus. Ik begin me af te vragen hoe ik kan beoordelen of de thymus geactiveerd is.

答えは見えているんだけど、どうやれば実証できるのかが謎なんです。

Ik zie het antwoord, maar hoe het te bewijzen is een mysterie.

これからの課題だと自認しております。

Ik ben ervan overtuigd dat dit een probleem voor de toekomst zal zijn.

おわりに VOOR HET EINDE

　本編にある愛と友情を用いたエネルギーの使い方を実践していきますと、3ヶ月後から半年後あたりで、ハートに昇る龍となる、上昇気流（アセンション）が起こるようになります。

　Als je oefent hoe je de energie van liefde en vriendschap gebruikt die in het hoofdgedeelte is geïntroduceerd, zal er na ongeveer 3 tot 6 maanden een opgaande stroom (ascensie) optreden die een draak zal worden die naar je hart opstijgt.

　初めて起きた時、驚きました。そして、愛と友情のエネルギーを用いることの素晴らしさに気づくようになります。
　Toen de eerste hemelvaart plaatsvond, was ik verbaasd. Je zult gaan beseffen hoe geweldig het is om de energie van liefde en vriendschap te gebruiken.

　上昇気流（アセンション）は実際に起こるものだと、実在する話だと信じるようになりました。
　Ik begon te geloven dat de hemelvaart echt was, een echt verhaal.

そして、上昇気流（アセンション）を続けて行った結果、ハートから喉奥（のどおく）へと上昇気流（アセンション）が移り進んで行きます。

En als gevolg van het voortzetten van de opgaande stroom, verplaatst de opgaande stroom zich van het hart naar de achterkant van de keel.

さらに、上昇気流（アセンション）を進めていきますと、頭蓋（ずがい）の中へと移り進んで行きます。しかし、ここまでは、純粋な快楽です。心地の良いものですし、幸せを享受（きょうじゅ）していました。

Bovendien, terwijl je doorgaat met het voortzetten van de opwaartse stroming (ascensie), zul je naar de schedel gaan. Maar tot nu toe is het puur genieten. Het voelde goed en ik was blij.

しかし、僕の例で言いますと、愛と友情を用いたエネルギーの使い方を実践し始めて２年と１０ヶ月が過ぎた頃、頭蓋（ずがい）の中へと移り進んだ先、頭頂部に上昇気流が移り進んで行く最中（さなか）に、地獄の苦しみが現れ出でました。

Maar in mijn geval was het ongeveer 2 jaar en 10 maanden nadat ik begon met het gebruik van energie met liefde en vriendschap. Ascensie bewoog zich in de schedel, wat resulteerde in een helse pijn tijdens de beweging van de ascensie naar de bovenkant van het hoofd.

それまでの快楽とは一変して踠（もが）き苦しみます。寒気や悪寒や恐怖や不安にさいなまれ、苦楽を共にするアセンションへと進化していきました。

　Het is totaal anders dan het plezier tot dan toe, en ik ga eronder lijden. Het evolueerde naar een ascensie die vreugde en verdriet deelde met koude rillingen, angsten en zorgen.

　この先に起こる覚醒体験のことは、本書で詳しく説明してあります。是非、本書をループして読み起こして見てください。

　De daaruit voortvloeiende ervaring van ontwaken wordt in dit boek gedetailleerd beschreven. Lees dit boek alstublieft keer op keer.

　それでは、最後に、胸腺活性化ヒーリングを伝授します。

　Tot slot zal ik je leren over thymus activatie genezing.

胸腺（きょうせん）活性化ヒーリング
Thymus activatie genezing

若き日のあなたにお伝え申します。
Ik zal het je leren.

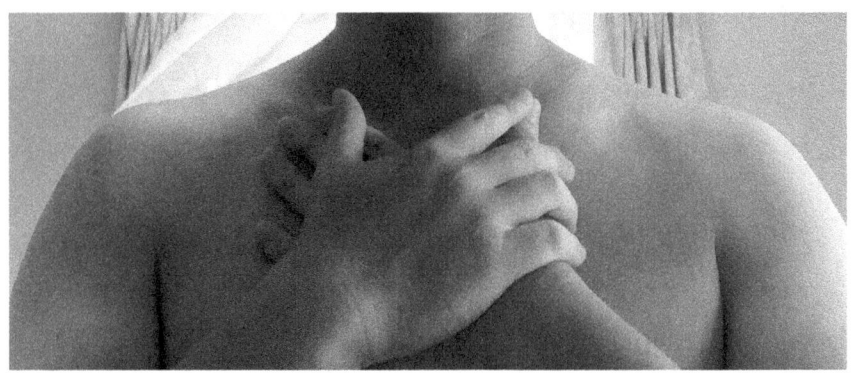

　まず、左手親指を左側の鎖骨に当たるようにセットして、左手人差し指を右側の鎖骨に当たるようにセットしていただきます。そして、右手親指を左手人差し指上あたりに置き、右手人差し指を左手親指上あたりに置いてください。

　Plaats uw linkerduim op uw linkersleutelbeen en uw linkerwijsvinger op uw rechtersleutelbeen. Plaats uw rechterduim boven uw linkerwijsvinger en uw rechterwijsvinger boven uw linkerduim.

　正確ではありませんが、だいたいその辺りに胸腺があると想像してください。そもそも、胸腺の位置は覚醒体験へと進む過程で体感していくことなので、ここでは言及を避けておきます。だいたい、あってればOKです。

Het is niet exact, maar stel je voor dat de thymus er ongeveer is.

　それでは、息をふぅ〜っと吐き出してください。息を吐き出しきったら、素早く息を吸い込み、ゆっくり息を吐き出しながら、胸腺に伝えていきます。
　Concentreer je op je ademhaling. Zeg het in gedachten terwijl je uitademt.

　あなた様に愛と友情をささげます。
　わたしはあなた様を愛しております。
　わたしはあなた様と友達です。
　Ik geef je liefde en vriendschap.
　ik houd van je.
　Ik ben bevriend met jou.

　声に出さず、心の声でお呟（つぶや）きください。これを息継ぎのたびに繰り返していきます。今のあなたに、時間的余裕があるなら、そのまま瞑想をしましょう。※特に瞑想する時間に決まりはありません。あなたの赴（おもむ）くままに心地よいだけ行っていただけたらと思います。
　Zeg het alsjeblieft niet hardop, maar fluister in je hart. Herhaal dit bij elke ademhaling. Als je nu tijd hebt, laten we mediteren zoals het is.

　ハートの中心より出てまいります、愛と友情のエネルギーの感覚を感じられた方はいらっしゃいますか？または、イメージやビジョン、サウンドやミュージック、動画や物語など、様々な形で何かを見せてくれるかもしれません。

Kan iemand van jullie de energie van liefde en vriendschap voelen uitstralen vanuit het centrum van je hart? Of misschien kun je iets met je geestesoog zien in verschillende vormen, zoals afbeeldingen, geluiden en verhalen.

そんな感覚、感じがきたら、自分でこさえないで、もっと見せてくださいと言うように、抗わずに進んで体験していきましょう。これは自己に内在する存在が動き出しているその証拠なんです。

Als je je zo voelt, houd je dan niet in en ga je gang en ervaar het alsof je er meer van wilt zien. Dit is het bewijs dat het bestaan dat inherent is aan het zelf in beweging komt.

また、愛と友情のエネルギーの使い方をして起きたことは忘れないうちにメモにとっておきましょう。

Noteer wat er gebeurt als je de energie van liefde en vriendschap gebruikt voordat je het vergeet.

僕の本はこのメモから作られています。

Mijn boek is gemaakt van deze memo.

www.ingramcontent.com/pod-product-compliance
Lightning Source LLC
Chambersburg PA
CBHW052348220526
45465CB00003BA/1013